目 录
Contents

U0352637

 第一章
了解孕前营养饮食的知识

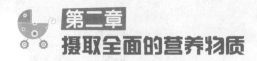

第二章
摄取全面的营养物质

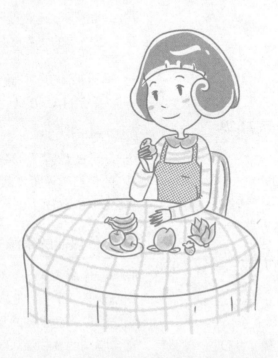

第三章
不可不食的营养健康食物

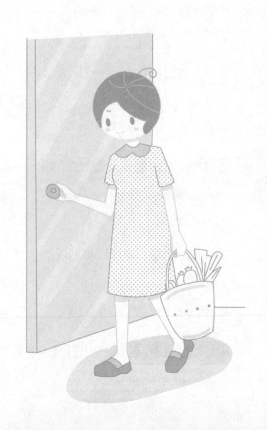

第四章 孕1月营养饮食

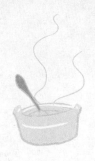

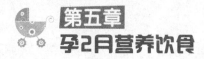

第五章
孕2月营养饮食

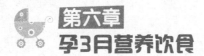

第六章 孕3月营养饮食

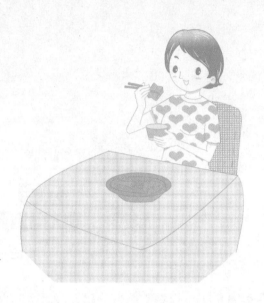

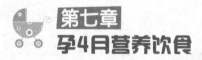

第七章

孕4月营养饮食

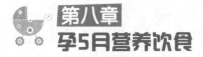

第八章
孕5月营养饮食

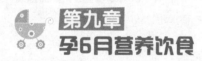

第九章
孕6月营养饮食

❤ **本月营养饮食要点 / 184**

确保胆碱的摄入量 / 184

食用富含牛磺酸的食物 / 184

在外就餐有讲究 / 185

少吃口味浓重的食物 / 185

❤ **本月营养饮食注意事项 / 186**

营养过量有危害 / 186

盲目进补不可取 / 187

警惕食物过敏 / 187

怎样预防食物过敏 / 188

妊娠期糖尿病准妈妈的饮食对策 / 188

心脏病准妈妈的营养调理 / 189

肾功能差的准妈妈的饮食调理 / 190

减少食物热量的烹调方法 / 190

❤ **本月的营养饮食安排 / 191**

挑选避免发胖的食物 / 191

从瘦肉中摄取铁 / 192

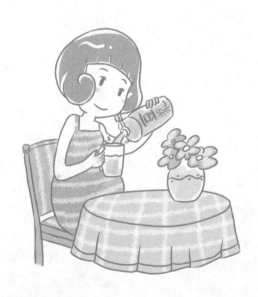

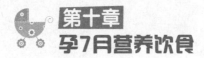

第十章
孕7月营养饮食

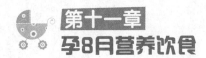

第十一章
孕8月营养饮食

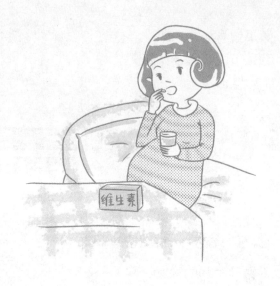

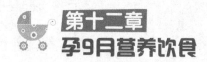

第十二章
孕9月营养饮食

💊 本月营养饮食要点 / 256

💊 本月营养饮食注意事项 / 259

💊 本月营养饮食安排 / 264

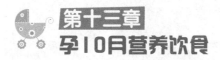

第十三章
孕10月营养饮食

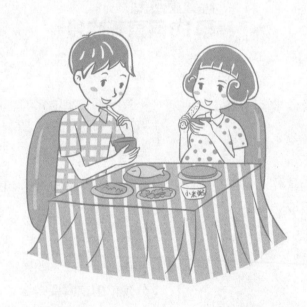

第一章

了解孕前营养
饮食的知识

　　孕前合理营养饮食是优生优孕的一项很重要的内容，要提前根据自己的体质进行营养饮食调理。因为，孕前女性的营养状况与新生儿的健康有直接关系。为了保证准妈妈与胎宝宝的健康，从怀孕前就应该了解孕期营养饮食的常识，以便为孕育宝宝提前做好准备。

做好孕前营养饮食的调养

孕前的合理营养对于保证优生优育以及准妈妈的健康是非常重要的。因为，妊娠早期是胎宝宝器官分化形成的关键阶段，这一阶段胎宝宝的营养来源很大程度依靠母体孕前体内的营养储备，如果等怀孕后再注意，那就有一点儿晚了。

不可忽视的孕前营养

提起优生，大多数人都认为孕期营养最为重要，而对孕前的营养却注意不够。其实，孕前的营养对于优生也很重要。

大量医学研究调查证实，女性孕前如果有营养不良的现象，怀孕后就有可能导致贫血。准妈妈如果贫血，其胎宝宝也常常会营养不良，可能出现低体重儿、早产儿甚至死胎，很不利于优生。所以，准备生育的夫妻一定要重视孕前营养。

夫妇俩经过一段养精健体的缓冲期，双方体内贮存了充分的营养，身体健康，精力充沛，才能为优生打下坚实的基础。

孕前营养要因人而异

孕前营养补充是每一个备孕准妈妈都应该注意的问题。但孕前进行营养饮食调养不可盲目，要根据自身的实际情况有所准备地进行。对于不同体质的女性来说，由于个体之间的差异，在孕前营养补充、饮食调理、开始时间、营养内容、加量多少等问题上要因人而异。

孕育小百科

为了生一个健康聪明的孩子，备孕夫妇应该从想要孩子的时候就开始增加营养，以提高精子、卵子质量，为孕期储备营养。

🌸 营养均衡是优育的基础

人的生命从受精卵开始到出生，整个发育成长过程全依赖于母体供应营养。虽然影响胎宝宝正常发育的因素是多方面的，但是，准妈妈充足而均衡的营养对胎宝宝的健康发育确实是极其重要的。并且，人的智力发育与胎儿期的营养息息相关，良好充足的营养可以促进胎宝宝的大脑发育。同时，丰富、均衡、恰当的营养也能适应准妈妈在妊娠期各个阶段生理上的变化需求，能够使母子都健康。

🌸 改正孕前不良的饮食结构

对现代"瘦就是美"的审美观，很多女性为了追求美会出现诸多的不良饮食习惯。殊不知，不良的饮食习惯对生育宝宝存在着非常不好的影响。研究发现，脂肪太少会干扰女性正常的月经。因此，女性如果为了爱美而过度减体重，可能会影响受孕能力。营养不良也

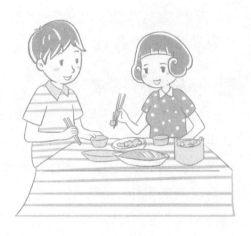

会影响男子的精子质量，长期不均衡的饮食会使夫妻受孕力降低。此外，摄取过多咖啡因也会降低受孕概率。所以，备孕夫妻一定要改正一些以前不良的饮食结构。

🌸 创造适宜精子卵子生存的环境

通过饮食可以调节体内的酸碱度，也可以创造一个适宜于精子与卵子的生存环境，这样才能更好地孕育出优质的宝宝。所以，备孕夫妻平时可吃一些富含钙、镁的食物，如不含盐的奶制品、牛肉、鸡蛋以及花生、核桃、杏仁、五谷杂粮、水产品等；含钾、钠多的偏碱性食物，如苏打饼干、不含奶油的点心、各种果汁；根茎类蔬菜，如甘薯、土豆等。

做好孕前营养储备

提早准备充足的营养供应，胎宝宝才能健康成长。这是因为新生命在形成的最初一刹那儿，就需要诞生在全面营养基础之上。所谓"母壮儿肥"，是有一定科学道理的。营养状况不太好的女性，至少从孕前半年就应该加强"全面营养食谱"的调配，这是优生意识的表现。从这时起，每天要摄入充足的优质蛋白、维生素、矿物质和适量脂肪。要特别注意蔬菜、水果、肉类和豆制品食物的摄取，以通过蛋白质及多种维生素的吸收、转化，充分地为子宫内膜输送胚胎发育所必需的各类氨基酸及其他营养物质，这些营养是支持胎宝宝在母体内生长发育的物质基础。

孕前营养要合理

所谓"合理营养"，就是指有充足的热量、蛋白质、矿物质、维生素等的供应。在孕前就加以注意营养的合理，可以让胎宝宝的遗传潜力得到充分发挥，才能让胎宝宝在孕期充分地吸收各种营养。为了自己和胎宝宝的健康，一定要调理好自己的饮食结构，为胎宝宝提供一个优异的孕育环境，以最佳状态迎接宝宝的到来。哪些食物需要加强补充，哪些食物应该戒除，营养该如何均衡，这些都是要考虑的范畴。

专家答疑

怎样才能做到合理饮食？

一日三餐要有规律，主食的量不能少，最好一天能保证250克左右，不要都是过于精细的食物，粗粮杂粮也要多吃；蔬菜一定要多吃一些，尤其是新鲜的绿色蔬菜；保证每天1个鸡蛋；瘦肉、鱼、牛奶、豆浆等都要适量摄入。此外，孕前还应补充铁和叶酸。

🌸 避免营养过剩

孕前在保证营养的同时，也应注意不要营养过剩。体重超重或肥胖是妊娠、分娩的不利因素，也是妊娠高血压、妊娠糖尿病等疾病的危险因素。不能盲目地以增加饮食来满足，否则会导致热量过剩，造成准妈妈体重增加过多或者发生妊娠期糖尿病。医学专家建议，适当进行营养强化是很好的一个选择，对那些在孕期需要增加较多的元素如叶酸、钙、铁、锌、硒等，可以通过食用一些强化食品来补充。但是，营养素也有摄入的标准，过量摄取只会对人体造成伤害，且这些大剂量的营养素也并不是适合所有的准妈妈，要因人而异。

🌸 不可或缺的营养素

钙、铁、维生素A等营养素缺乏，不但对自身身体健康造成危害，还会直接影响将来胎儿的生长发育，因此，计划怀孕的夫妇应特别注意这些营养素的供给。也可请医生帮助诊断，对自己的营养状况做全面了解，有目的地调整饮食，重点增加平时体内含量偏低的营养素的摄取。

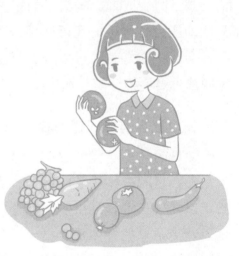

·含铁丰富且吸收利用率高的食物：动物肝脏、动物血、瘦肉等。

·含钙丰富的食物：奶及奶制品、小虾皮、小鱼（连骨吃）、豆腐等。

·含维生素A丰富的食物：动物肝脏、全奶、蛋类、深绿色或红黄色蔬果等。

平常多选用上面这些食物即可逐步纠正钙、铁、维生素A等营养素缺乏的状况。

水果蔬菜要适量

蔬菜和水果中含有丰富的营养物质，这些营养物质是人体所必需的，而且还会对胎宝宝的生长发育起到促进的作用。男性多食蔬菜和水果，可以提高生育能力。一般来说，大多数男性都是不喜欢吃蔬菜和水果的。但如果长时间摄入不足，会导致维生素缺乏，从而影响精子的生成，使精子数量减少或者影响精子的正

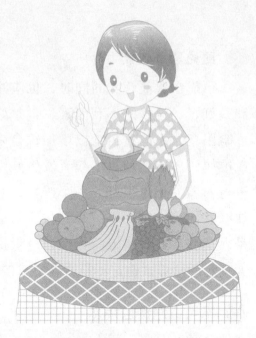

常活动能力，严重的还可能导致不育。女性一般都喜欢吃水果，认为那样会对皮肤好，还可以补充维生素，就把水果当成主食。其实，这种做法也是不科学的，水果虽好，也要适可而止。

夫妻饮食调养同样重要

父母的健康是宝宝健康的基础。丈夫有良好的营养状况，才能产生足够数量和良好质量的精子；妻子有良好的营养状况，才有可能为胎宝宝的生长发育提供一个良好的温床。这就对父母精子和卵子的质量以及受孕时的身体状况提出了较高的要求。为了保证母婴健康，应当从准备怀孕时就开始调整夫妻双方的营养。不同身体状况与素质的夫妇最好根据自己的实际情况，有的放矢地准备与补充所需要的营养物质，并且改掉不良饮食习惯。

重视饮食卫生

孕前，夫妇在日常生活中应当重视饮食卫生，防止食物污染。应尽量选用新鲜天然的食品，避免服用含食品添加剂等物质的食品，要多食绿色蔬菜；蔬菜应吃新鲜的，并要充分清洗干净；水果应去皮后再食用，以避免农药污染；尽量饮用白开水，避免饮用咖啡等饮品。

纠正孕前不良饮食习惯

准备怀孕的夫妇，要在饮食习惯和饮食结构上严格要求自己，改掉一些不良习惯，做到平衡膳食，均衡地摄入营养，避免不良的饮食习惯对健康怀孕产生不良影响。

偏食挑食不可取

有些女性孕前就有偏食挑食的习惯，吃饭时总挑自己喜欢的食物吃，不喜欢的依然不动筷子，有的甚至每顿饭只吃很少主食或不吃主食。要知道，至今还找不到一种天然食品能包含人体所需的全部营养素，就拿牛奶来说，虽然营养价值很高，含铁却很低；而鸡蛋缺少人体必需的维生素C。

孕育小百科

最新研究还发现，准妈妈的饮食喜好可能会影响胎宝宝。如果准妈妈只偏好某些食物，孩子出生后也容易偏食。

相反，如果只吃主食，会导致体内缺乏所需的维生素、膳食纤维等。而缺乏营养素会导致胎宝宝生长缓慢，甚至停止发育。因此，只有孕前不偏食、不挑食，才能保证孕期各种营养素的均衡。

节食减肥不益孕育

爱美是每个女性的共同点，而且一些女性为了保持身材，不惜用节食来减肥，可是你知道吗？节食减肥会导致胎宝宝低智商。经研究发现，备孕准妈妈进行节食减肥，必然给下一代造成终生的负面影响，同时会阻碍胎宝宝大脑正常发育。因此，是否需要节食减肥，首先应考虑自身的体重状况是否符合标准。如果体重超标，打算怀孕前节食减肥或你正在节食减肥，建议推迟怀孕计划，等达到减肥效果，体重接近健康标准值后再考虑怀孕之事。

吸烟不利怀孕

怀孕前，如果夫妻双方或一方经常吸烟，会影响精子或卵子的健康发育，甚至导致精子或卵子的异常；即使怀孕了，准妈妈体内的胎宝宝也极易出现宫内发育畸形、生长缓慢的现象；宝宝出生后，还会出现记忆力差或记忆障碍，而影响宝宝的正常发育和将来的学习。因

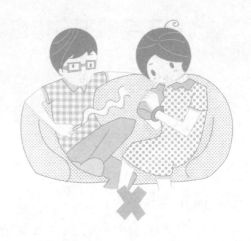

此，计划怀孕的夫妻，为了能够生育一个健康的宝宝，为了家庭和个人的安全，请在计划怀孕前至少6个月开始戒烟。

提前和酒说"再见"

正常人经常大量饮酒或酗酒，均会影响个人的健康。夫妻一方或双方经常饮酒、酗酒，不仅会影响精子或卵子的发育，造成精子或卵子的畸形，使孕妇一开始在体内获得的就是异常受精卵，而且还会影响受精卵的顺利着床和胚胎发育，出现流产。同时，酒精可以通过胎盘进入胎宝宝血液，造成胎宝宝宫内发育不良、中枢神经系统发育异常、智力低下等，称为酒精中毒综合征。因此，为了能够孕育一个健康而聪明的宝宝，准备怀孕的夫妻双方在计划怀孕前的6个月停止饮酒。

最好不要喝咖啡

咖啡中含有大量咖啡因，女性过多摄入可致雌激素分泌减少，而体内雌激素水平下降，就有可能对卵巢的排卵功能构成不利影响，使受孕机会降低。平均每天喝咖啡超过3杯的年轻女性，其受孕机会要比从不喝咖啡的女性降低27%；每天喝2杯咖啡的年轻女性的受孕机会比不喝的女性低10%左右。因此，医学专家劝告婚后未育的年轻女性，最好不要常喝咖啡，特别是不要大量喝咖啡。

食肉不可过量

有些夫妻比较偏爱肉食，虽说精子的生成需要优质蛋白质，但如果高蛋白物质一旦摄入过高，维生素的摄入就会不足，容易造成酸性体质，使精子的质量受到影响而难以受孕。所以，对于有生育计划的育龄夫妻来说，必须避免营养失衡，因为营养失衡很有可能引起不孕，即使怀孕了也有可能影响胎宝宝的发育。

不要过量食用高糖食物

糖在人体内的代谢会大量消耗钙，而孕期钙的缺乏会影响胎宝宝牙齿、骨骼的发育。另外，准妈妈在妊娠期肾排糖功能可有不同程度的降低，如果血糖过高就会加重准妈妈的肾脏负担，不利孕期保健。

怀孕前，夫妻双方尤其女方，若经常食用高糖食物，常常可能引起糖代谢紊乱，甚至成为潜在的糖尿病患者；怀孕后，由于体内胎宝宝生长发育的需要，准妈妈蛋白质、脂肪等摄入量过度增加或继续维持怀孕前不良的饮食结构，则可能导致妊娠糖尿病。妊娠糖尿病不仅危害准妈妈本人的健康，更重要的是危及体内胎宝宝的健康发育和成长，极易出现早产、流产或死胎。宝宝出生后，准妈妈成为典型的糖尿病患者，而宝宝可能是巨大儿或大脑发育障碍患者，影响宝宝的健康成长。

专家答疑

怎样才能知道自己该补充哪些营养？

夫妻准备怀孕时，应通过医生帮助诊断自己需要增加哪些营养，以及应该增加多少剂量。并在医生的指导下，有目的地调整饮食，积极储存平时体内含量偏低的营养素。

避免摄入辛辣食物

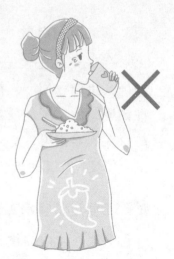

过量食用辛辣食物可以引起正常人消化功能紊乱，出现胃部不适、消化不良、便秘，甚至发生痔疮。随着孕程推进，胎宝宝不断长大，会影响准妈妈的消化功能与排便，若准妈妈有进食辛辣食物的习惯，就会加重消化不良、便秘、痔疮的症状，还会影响准妈妈对胎宝宝营养的供给，甚至增加分娩的困难。因此，在计划怀孕前3~6个月应停止吃辛辣食物。

不爱吃肉的饮食调理

不爱吃肉有可能会造成蛋白质、B族维生素、维生素A、铁等营养素的缺乏。备孕准妈妈可以通过以下方式进行饮食调理。

·保证奶制品的摄取。每天至少要喝250毫升牛奶、1杯酸奶或吃2~3块奶酪，最好都是低脂的。

·每周吃1~2次豆类。例如黄豆、扁豆、豌豆，可以炖在菜里，也可以拌在沙拉里。

·谷物和蛋类可以帮助补充蛋白质和B族维生素。全麦面包和麦片都是全谷物粮食，五谷杂粮最好搭配食用，尽量避免只吃精米、精面。另外，每天最好吃1个鸡蛋。

不爱吃鱼的饮食调理

不爱吃鱼有可能缺乏蛋白质、脂肪和各种矿物质，尤其是碘。备孕准妈妈可以通过以下方式进行饮食调理。

·多食坚果。很多坚果里富含脂肪，可以带在身边，饿的时候食用。

·食用鱼油。最好是深海鱼类为原料提炼而成的。

·做菜的时候使用加碘盐。

❀ 不爱喝牛奶的饮食调理

不爱喝牛奶有可能缺乏钙。备孕准妈妈可以通过以下方式进行饮食调理。

·可以利用酸奶和奶酪来代替。酸奶、奶酪等奶制品同样富含钙，而且酸奶中的乳酸菌对于准妈妈在孕期可能发生的便秘也会有一定的改善作用。

·豆浆可以作为替代选择。虽然豆浆中的钙含量比不上牛奶，但比较容易被人体吸收利用。

·尝试喝孕妇配方奶粉。如果孕前一年开始每天保证喝孕妇奶粉1～2杯，身体所需的各种营养素的补充都会得到保证，特别是针对孕妇的特殊生理时期所必需的重要营养素也能得到保障，就不需要额外再进行矿物质的补充。

·钙片。如果有些女性既喝不了牛奶，又不愿意喝豆浆和配方奶，又出现了一些缺钙的症状，可以在医生的指导下吃些钙片，不过钙片中钙的吸收率比较低，而且容易导致便秘，所以要慎重选用。

❀ 不爱吃蔬菜的饮食调理

不爱吃蔬菜有可能缺乏维生素、矿物质及膳食纤维。备孕准妈妈可以通过以下方式进行饮食调理。

·多吃高粱和燕麦。这些杂粮里面富含铁、B族维生素、膳食纤维，可以把它们作为早餐。此外，杏仁、芝麻、核桃等坚果也是不错的选择。

·可以多吃些富含维生素C的食物。比如在两餐之间多吃一些橙子、草莓、猕猴桃等富含维生素C的水果，也可以将它们榨成新鲜的果汁。早餐可以用鲜橙汁配谷物麦片。

·适量补充叶酸。叶酸是一种对孕前及孕期都非常重要的维生素，能够帮助预防胎儿神经管发育异常。叶酸一般存在于蔬菜、水果当中，蔬菜摄入不足时也可以服用叶酸制剂进行补充。

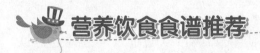

营养饮食食谱推荐

只要坚持均衡饮食，不仅能提高受孕的概率，还能提高孕育健康宝宝的概率。这里结合受孕的生理特点为备孕的夫妻们提供一些营养食谱，以供参考。

芝麻粥

原料

芝麻50克，大米100克，蜂蜜50毫升。

做法

· 将大米与芝麻分别用清水淘洗干净，放入锅内煮沸。

· 先大火后文火，熬成粥状，调入蜂蜜，拌匀即可服用。

功效解析

本品具有补益肝肾、养血活血、润肠通便的功效。

黑豆赤豆粥

原料

黑豆、赤小豆各300克，大米50克，白糖适量。

做法

· 将黑豆、赤小豆、大米洗净，然后放在砂锅里煮。

· 煮成烂粥时放入白糖调匀即可。

功效解析

本品具有健脾胃、利小便、清热去火的功效。

玉米窝头

原料

玉米面650克，黄豆粉150克，白糖200克，小苏打少许。

做法

·将玉米面、黄豆粉、白糖放入盆内拌和均匀，逐次加入温水350毫升及小苏打，边加水边揉和。

·揉匀后，用手蘸凉水，将面团搓条，分成小剂，并把每个小剂捏成小窝头，使其内外光滑、似宝塔形。

·做好的窝头摆在屉笼上，放进烧开的水锅内，盖严锅盖，用旺火蒸15分钟即熟。

功效解析

本品具有刺激胃肠蠕动和防治便秘的作用。

玉米面红糖发糕

原料

玉米面500克，红糖100克，小枣150克，酵母3克，食用碱5克。

做法

·将小枣洗净，放入碗内，加水适量，上屉蒸熟，取出晾凉。

·将酵母放入盆内加水，倒入玉米面，和成较软的面团发酵。

·待面团发起，加食用碱和红糖搅匀。将屉布浸湿铺好，把面团倒在屉布上，约2厘米厚，用手蘸水抹平。

·将小枣均匀地摆在上面，上笼用旺火蒸30分钟即熟。

·取出扣在案板上，切成菱形小块即成。

功效解析

本品能为人体补充能量，并具有健脾养胃、安心宁神的作用。

当归丝瓜瘦肉汤

原料

嫩丝瓜500克，熟瘦猪肉丝100克，白糖50克，醋30毫升，当归3克，盐2克，生姜10克，植物油50毫升。

做法

·将丝瓜洗净去两头，切成3厘米长的粗条；生姜切丝待用。

·当归洗净切片，用开水煮熟，捞出放凉，沥干水。

·油放入锅中，八成热时放入当归片，出香味后去渣留油。

·丝瓜条、生姜丝、熟猪肉丝放入盆中，倒入当归、油、白糖、醋、盐拌匀即可食用。

功效解析

本品具有滋阴润燥、清热利湿、减肥健美之功效。

黄瓜拌猪肝

原料

猪肝300克，黄瓜100克，海米5克，香菜、酱油、醋、鸡精、香油各适量。

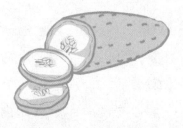

做法

·将黄瓜洗净，切成片；猪肝切小片，放开水中烫一下，捞出晾凉沥水；香菜洗净，切成段；海米用水洗净略泡。

·黄瓜摆在盘内垫底，放入猪肝、海米、酱油、醋、鸡精、香油，撒上香菜段拌匀即可。

功效解析

此菜含有丰富的营养成分，具有滋阴补血、益气健脾的功效。

❀ 樱桃萝卜

原料

胡萝卜300克，鸡蛋1个，植物油100毫升，酱油50毫升，白糖、面粉、水淀粉各50克，番茄酱25克，香油、盐、鸡精、醋各少许。

做法

·将胡萝卜洗净切成1.3厘米见方的丁，放入沸水锅内焯透，捞出用凉水泡凉，沥去水分放入碗内，加入鸡蛋、水淀粉、面粉拌匀。

·将酱油、白糖、醋、番茄酱、盐、鸡精、水淀粉和清水放入碗内，对成芡汁。

·炒锅上火，放入植物油烧至七成热，下浆好的胡萝卜丁，炸至表面酥脆呈金黄色时捞出沥油。

·炒锅留底油少许，倒入芡汁炒浓，下胡萝卜丁，翻炒均匀，淋入香油，盛入盘内即成。

功效解析

此菜鲜香适口，含有丰富的胡萝卜素。胡萝卜素是促进胎宝宝生长发育，增强母体抵抗力不可缺少的营养素。

❀ 羊肾杜仲五味汤

原料

羊肾1对，杜仲15克，五味子6克，盐、葱、姜片各适量。

做法

·将羊肾洗净去臊腺，切碎放入砂锅内；杜仲、五味子用纱布包好，一起放入锅内，放入葱与姜片，加清水适量

·用大火烧沸后，改用文火炖至羊肾熟透，加入盐稍煮即成。

功效解析

此汤补肝肾，强筋骨，温阳固精。

泥鳅炖豆腐

原料

泥鳅5条（约250克），豆腐250克，盐、鸡精各少许。

做法

·将鲜活泥鳅放入清水中，加几滴油，使其吐尽体内脏物，豆腐切块。

·泥鳅宰杀、切段，洗净后放入砂锅，加清水适量，放入豆腐块、盐、鸡精，炖至泥鳅和豆腐熟透即可。

功效解析

本品具有健脾和胃、宽中益气、祛湿消炎、消腹胀之功效，适于因脾胃湿热所致食欲缺乏的备孕女性食用。

素炒三样

原料

竹笋250克，芥菜100克，水发香菇50克，香油、植物油、盐、鸡精、水淀粉各适量。

做法

·将竹笋切成丝，放入沸水锅里烫一烫，入凉水洗净，沥干水分待用；把水发香菇用刀切去老蒂，清水洗净，切成丝待用；将芥菜择去杂质，清水洗净，切成末待用。

·把炒锅置于旺火上，起油锅，下入笋丝、香菇丝煸炒数下，加少许清水。

·大火煮开后，转用文火焖煮3～5分钟，下入芥菜末，略炒，放入盐、鸡精，用水淀粉勾芡，淋上香油即可食用。

功效解析

本品含蛋白质、脂肪、糖类、钙、磷、铁、维生素B_2、烟酸等成分，既开胃又增强体质，非常适于食欲不振的备孕女性食用。

第二章

摄取全面的营养物质

准妈妈需要增加大量的营养物质。一方面维持本身的代谢需要,另一方面为胎宝宝生长发育提供足够的营养成分。如果妊娠期间缺乏营养,就会影响胎宝宝的健康。人体所需要的营养素是靠吃进各种各样的食物获得的,所以准妈妈不偏食,才能满足身体所需要的营养。

预防神经管畸形——叶酸

叶酸是存在于绿叶蔬菜、谷物和动物肝脏中的一种B族维生素，是准妈妈必须补充的一种维生素。虽然身体对这种营养素的需求量并不大，但是它对胎宝宝的发育和基因表达起着至关重要的作用。

叶酸的作用

叶酸能够为胎儿提供细胞分裂过程中所必需的营养物质，具有调节胚胎神经细胞发育、增强胎儿脑部发育，以及预防新生儿贫血的作用。叶酸还能提高孕妈妈生理功能，提高抵抗力，预防妊娠高血压等。

叶酸缺乏的危害

母体缺乏叶酸会表现为衰弱、精神委靡、健忘、失眠等症状。孕妈妈早期缺乏叶酸是胎儿先天性疾病发生的原因之一，有可能造成胎儿先天性神经管畸形，包括无脑儿及脊柱裂。有关专家指出，新生儿患先天性心脏病及唇腭裂也与孕妈妈缺乏叶酸有关。

叶酸的每日建议摄入量

孕妈妈在怀孕前的3个月到孕早期的3个月内，每天应补充叶酸400微克左右。

富含叶酸的食物

富含叶酸的动物性食物包括动物肝脏、肾脏、蛋类、鱼类，而植物性食物中的绿叶蔬菜（如芹菜、菠菜、生菜、芦笋、油菜、小白菜）、豆类、土豆、莴苣、梨、柑橘、香蕉、柠檬、草莓、橙子及坚果类食物都含有丰富的叶酸。

大脑维生素——维生素B$_1$

维生素B$_1$是人体不可缺少的营养元素之一。因为，维生素B$_1$对神经组织的发育和精神状态有着良好的影响，并且有"大脑维生素"之称，影响着神经传递。

维生素B$_1$的作用

维生素B$_1$可促进消化，在能量代谢，特别是糖类代谢的过程中是必不可少的。在妊娠晚期，它可以帮助孕妈妈维持正常的肠道蠕动和良好的食欲。维生素B$_1$还可缓解疲劳，改善精神状况，维持肌肉、神经组织、心脏活动的正常及改善记忆力。

维生素B$_1$缺乏的危害

维生素B$_1$缺乏会导致体重减轻、全身无力、食欲缺乏，出现消化不良、呕吐、便秘、气喘以及多发性神经炎。准妈妈如果严重缺乏维生素B$_1$，可影响胎宝宝的能量代谢。准妈妈若长期缺乏维生素B$_1$，可导致新生儿致命性青紫症状、吮吸无力、嗜睡，如果诊断及时，迅速补充，可缓解病情。

维生素B$_1$的每日建议摄入量

由于维生素B$_1$在人体内仅停留3～6小时，所以必须每天补充。人体每天摄入1.2毫克维生素B$_1$就能满足需要，但准妈妈的需要量稍微高一些，应保证每天摄入量在1.5～1.8毫克。

富含维生素B$_1$的食物

粮谷类、薯类、豆类、坚果类、动物的内脏、瘦肉、蛋类等都是维生素B$_1$的丰富来源。其中谷类的胚芽中含量最高，蔬菜水果中含量较少，但芹菜和南瓜中含量也很丰富。

促进生长的因子——维生素B₂

维生素B₂又名核黄素，是一种促生长因子。维生素B₂是机体中许多酶系统的重要辅基的组成成分，对能量代谢与机体物质的构成有十分重要的意义。

维生素B₂的作用

维生素B₂参与蛋白质、糖类、脂肪和核酸的代谢，可提高孕妇机体对蛋白质的利用率，参与细胞的生长代谢，促进生长发育，是机体组织修复和代谢的必需营养素。可以预防动脉硬化，是增进脑记忆功能所不可缺少的物质。维生素B₂还可促进胎儿视觉器官的发育，并营养胎儿的皮肤，使其细腻柔嫩，防止皮肤疾患。

维生素B₂缺乏的危害

准妈妈在孕初期缺乏维生素B₂，会通过影响烟酸的代谢，进而影响胎宝宝神经系统的发育，造成神经系统畸形。同时还会影响蛋白质代谢及胎宝宝发育，可使胎宝宝软骨形成受阻，发生骨骼畸形，如长骨缩短、肋骨融合等症状。如果在孕末期缺乏维生素B₂，可引起口角炎、舌炎、唇炎，会使早产儿、未成熟儿、死产儿增多。

维生素B₂的每日建议摄入量

维生素B₂需要每天适量摄入。妊娠期每天需摄入维生素B₂约为1.8毫克，哺乳期每日应摄取2.1毫克，6个月后可略少一些。

富含维生素B₂的食物

含维生素B₂的食物有动物内脏、鳝鱼、蟹、黄豆、青豆、蚕豆、豆豉、腐乳、豆瓣酱、花生、杏仁、榛子、葵花子、菠菜、苋菜、雪里蕻、牛奶、鸡蛋等。

参与蛋白质代谢——维生素B$_6$

维生素B$_6$是一种水溶性维生素，主要参与蛋白质的代谢，所有氨基酸的合成与分解都离不开维生素B$_6$，大脑形成神经递质也必须有维生素B$_6$的参与。

维生素B$_6$的作用

在整个孕期，维生素B$_6$的作用十分重要。它不仅有助于体内蛋白质、脂肪和碳水化合物的代谢，还能帮助转换氨基酸，形成新的红细胞、抗体和神经递质，而且对胎宝宝的大脑和神经系统发育至关重要。研究表明，维生素B$_6$还能减缓准妈妈恶心或呕吐的现象。

维生素B$_6$缺乏的危害

孕早期如果缺乏维生素B$_6$，会有食欲缺乏、恶心、口腔溃疡、精神委靡和失眠等症状。另外，维生素B$_6$的缺乏还可导致准妈妈的糖耐量降低，也是引发妊娠糖尿病的主要原因。

维生素B$_6$的每日建议摄入量

一般来说，成人每天维生素B$_6$的摄取量是1.6～2.0毫克，而妊娠期的准妈妈则需要2.2毫克，哺乳期间需要2.1毫克。

富含维生素B$_6$的食物

维生素B$_6$的食物来源非常广泛，在动植物中均含有，动物性食物如鸡肉、鱼、动物肝脏、蛋黄等，植物性食物如糙米、麦芽、燕麦、豆类、绿叶蔬菜、核桃、花生中含量较多。

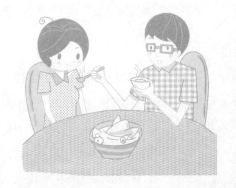

预防贫血的因子——维生素B$_{12}$

维生素B$_{12}$一般被称为造血维生素，细胞再生与造血都少不了它，是促进人体新陈代谢的重要成分。又因维生素B$_{12}$含钴而呈红色，又称"红色维生素"，是少数有色维生素之一。

维生素B$_{12}$的作用

维生素B$_{12}$对血细胞的生成及中枢神经系统的完整起很大的作用，能够维护神经系统的健康，缓解疲劳。对口腔炎等疾病有防治作用。能促进红细胞形成及再生，预防贫血。增强平衡感及记忆力。

维生素B$_{12}$缺乏的危害

维生素B$_{12}$的缺乏会导致肝功能和消化功能障碍，并会产生疲劳、精神抑郁、抵抗力降低、记忆力衰退等症状，甚至出现神经性皮炎和皮肤粗糙等症状。准妈妈缺乏维生素B$_{12}$会有虚弱、厌食、体重下降、背痛、胸腹痛、四肢刺痛、行走困难和神经紊乱等症状，甚至发生贫血，严重影响胎宝宝的发育。

维生素B$_{12}$的每日建议摄入量

准妈妈维生素B$_{12}$的每日建议摄入量为2.2微克，哺乳期的女性则需要2.6微克。维生素B$_{12}$和叶酸、钙一起摄取，更有助于营养素的吸收和功效的发挥。

富含维生素B$_{12}$的食物

维生素B$_{12}$的主要食物来源是肉和肉制品，尤其是动物内脏，如牛肝、牛肾、猪心；豆腐、海产品、鱼类中含量也较高。180克软干奶酪中所含的维生素B$_{12}$就可满足人体每日所需。只要不偏食或素食，准妈妈一般不会缺乏维生素B$_{12}$。

血管的清道夫——维生素E

维生素E是一种非常强的抗氧化剂，被誉为血管清道夫，是维持女性生育功能及人体心肌、外周血管系统、平滑肌正常结构必不可少的元素。

维生素E的作用

人们习惯将维生素E称作生殖维生素，由于其有酚的化学结构，故也被称为生育酚。维生素E可有效增强生殖功能，具有保胎的功效，能促进胎宝宝良好发育，可预防流产、早产，因此，怀孕早期的准妈妈可适当服用一些维生素E。维生素E还对肝细胞有保护作用，对皮肤也很有益处，能够防止妊娠纹的产生，因此可在孕前及产褥期服用。

维生素E缺乏的危害

孕早期缺乏维生素E，可导致胎宝宝先天性畸形，如无脑、脐疝及唇裂等，并可导致低体重儿的出生。维生素E还与胎宝宝眼球晶状体的发育有关，准妈妈维生素E缺乏可引起胎宝宝发生先天性白内障。另外有研究认为，准妈妈缺乏维生素E容易致胎宝宝贫血。

维生素E的每日建议摄入量

成人每天可摄取维生素E 10～14毫克，准妈妈和哺乳妈妈在此基础上可适当增加5～10毫克。

富含维生素E的食物

维生素E主要来源于植物油，如葵花子油、豆油、菜子油、花生油、玉米油。大豆、干果、麦芽、绿叶蔬菜、柑橘、未精制的谷类、鳗鱼、蛋、乌贼等食物中也富含维生素E。食物中的维生素E一般在烹调后损伤不多，但在高温加热时会使其活性降低。

提高免疫力——维生素C

维生素C是一种水溶性维生素，具有保护细胞、抗氧化、抗癌的功效。可以提高白细胞的吞噬能力，从而增强人体的免疫力。

维生素C的作用

维生素C能促进氨基酸中酪氨酸和色氨酸的代谢，改善铁、钙和叶酸的利用，促进铁的吸收，对缺铁性贫血有辅助治疗作用。能增强准妈妈的抗病能力，预防细菌的感染，增强免疫系统功能。还能降低母体血液中的胆固醇，促进胎宝宝皮肤、骨骼、牙齿和造血器官的生长。

维生素C缺乏的危害

妊娠过程中母体血液中的维生素C含量会逐渐下降。缺乏维生素C的准妈妈抵抗力差，容易患病。长期缺乏维生素C可导致牙龈发肿、流血、牙齿松动，骨骼脆弱及坏死。如果在孕期严重缺乏维生素C会导致流产，还可使准妈妈得坏血病，甚至可引起胎膜早破。

维生素C的每日建议摄入量

维生素C是人体需求量最大的一种维生素。一般情况下，妊娠期和哺乳期的女性需要的更多，每天应为90～120毫克。但维生素C摄入过多可能会出现副作用，因此应注意适量摄取。

富含维生素C的食物

维生素C广泛存在于新鲜蔬菜和水果中，如柠檬、橘子、枣、柚子、番茄、辣椒、菜花等，各种绿叶蔬菜如芹菜、菠菜、甘蓝等维生素C含量也很丰富。

促进细胞分化——维生素A

维生素A是一种脂溶性维生素，是人体生长发育及维持机体生命活动必不可少的营养素。维生素A可以储存于体内，所以不需要每天刻意地进行补给。

维生素A的作用

维生素A不仅在视觉发育、细胞分化方面具有明确的作用，而且还参与许多其他生理过程，如精子的形成，味觉、听觉的发育以及维持机体正常免疫功能等，尤其对维持正常妊娠、胚胎及胎盘发育有着重要影响。维生素A能促进上皮细胞的生长和分化，也是胎宝宝正常发育的重要营养素。

维生素A缺乏的危害

胎宝宝的骨骼发育离不开维生素A，准妈妈缺乏维生素A，会出现皮肤变厚，表皮干燥、增生及角化，也可能引发流产、胚胎发育不全或胎宝宝生长迟缓等症状的发生，严重缺乏时，还可引起胎宝宝器官畸形。

维生素A的每日建议摄入量

一般成年人每天维生素A的摄入量为0.8～1.1毫克，而准妈妈每日维生素A的摄入量为1.2毫克。

富含维生素A的食物

维生素A的最好食物来源是各种动物肝脏；黄色水果以及胡萝卜、白萝卜、甘蓝、芥菜等黄绿蔬菜中的胡萝卜素也可在体内转化成维生素A；另外，牛奶、蛋类、鱼肝油、奶制品等含维生素A也比较丰富。

有助骨骼生长——维生素D

维生素D是维持生命必需的营养素，它是钙磷代谢最重要的调节因子之一。对骨骼的钙化、肌肉收缩、神经传导以及体内所有细胞的功能都是必需的。

维生素D的作用

维生素D被称为阳光维生素，是脂溶性维生素，普通人通过阳光照射皮肤产生的维生素D便可满足人体需求。维生素D、磷、钙是人体骨骼及牙齿发育的必需元素。

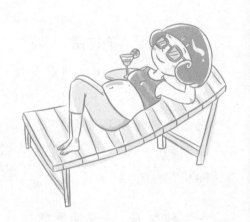

维生素D缺乏的危害

妊娠期如果缺乏维生素D，可导致准妈妈骨质软化，初期表现为腰背部、下肢不定期疼痛，严重时可出现骨盆畸形，影响准妈妈的自然分娩；也可造成胎宝宝及新生儿的骨骼钙化障碍以及牙齿发育出现缺陷，准妈妈如果严重缺乏维生素D，还可导致婴儿发生先天性佝偻病。

维生素D的每日建议摄入量

准妈妈维生素D的摄入量，孕前与孕初期为每日5微克，孕中期、孕晚期和哺乳期为每日10微克。

富含维生素D的食物

维生素D主要存在于海鱼、动物肝脏、蛋黄和瘦肉中。另外，牛奶、鱼肝油、乳酪、坚果等，也含有丰富的维生素D。维生素D的来源与其他营养素略有不同，除了食物来源，还可来源于自身的合成制造，但这需要多晒太阳，接受紫外线照射。

有助凝血——维生素K

维生素K是一种脂溶性维生素，在烹调过程中不易受损，是较易从食物中获取的营养素。人体对维生素K的需要量较少，但是新生儿极易缺乏。维生素K对促进骨骼生长、血液流通及正常凝固有着重要的作用。

维生素K的作用

大量的研究表明，维生素K影响骨骼质量和心肌供血，适当增加维生素K的摄入量，有利于骨骼与血管的健康。维生素K的最主要功能是凝血作用，是对血液凝固起主要作用的物质，也是影响骨骼和肾脏组织形成的必要物质，可降低新生儿出血性疾病的发病率；预防内出血及痔疮，减少出血；能加快血液的凝固速度，是形成凝血酶原不可缺少的物质。

维生素K缺乏的危害

如果准妈妈缺乏维生素K，可能导致孕期骨质疏松症或骨软化症的发生，也可能造成新生儿出血性疾病，如肠道、脐带及包皮部位出血，严重的可导致颅内出血而危及生命。

维生素K的每日建议摄入量

一般成年人一天从食物中摄取每千克体重1～2微克的维生素K便足够，准妈妈和哺乳期女性每日的摄入量为100～140微克。

富含维生素K的食物

富含维生素K的食物有：酸奶酪、海藻类、深绿蔬菜、豌豆、奶油、蛋黄、乳酪、鱼卵、鱼肝油、植物油等。

坚实骨骼——钙

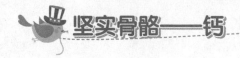

钙是人体不可或缺的重要营养元素。准妈妈为了自身与胎宝宝的健康，应该根据机体的需要及时补充适量的钙。

钙的作用

钙可以被人体各部分利用，它能够维持神经肌肉的正常张力，维持心脏跳动，并维持免疫系统功能。能调节细胞和毛细血管的通透性；还能维持酸碱平衡，参与血液的凝固过程。钙是人体骨骼及牙齿的重要组成元素，是保证母体新陈代谢以及胎宝宝骨骼、牙齿形成与发育的重要元素。

钙缺乏的危害

如果准妈妈缺钙将直接影响胎宝宝的身高、体重、头颅、脊椎及四肢的发育。若严重缺钙，会造成腿抽筋、流产、难产、骨盆畸形及产科并发症，如妊娠高血压、癫痫、蛋白尿、水肿等，严重危及胎宝宝和准妈妈的生命。

钙的每日建议摄入量

孕早期建议每天补充800毫克钙，孕中期建议每天补充1000毫克钙，孕晚期应每天补充1500毫克钙。

富含钙的食物

富含钙元素的食物包括牛奶及各类奶制品、大豆及其他豆类、花生、西蓝花、绿叶蔬菜、葵花子、核桃等。鲜奶、酸奶及各种奶制品是补钙的最佳食品，既含有丰富的钙，又有较高的吸收率。虾米、小鱼、脆骨、虾皮、豆制品和蛋黄也是钙的良好来源。

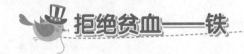

拒绝贫血——铁

准妈妈补铁更应注重营养的全面补充，采用安全有效的补充方法。补铁前最好先到医院检查血红蛋白是否正常，再判断是否需要补铁。

铁的作用

准妈妈自身铁的营养状况直接关系着胎宝宝。胎宝宝血液中的血清铁、血红蛋白及血清铁蛋白水平随着准妈妈血液中的此类物质的增加而增加。到妊娠中期以后，准妈妈的血容量增大，表现为相对贫血，这时就需要通过饮食补充体内所需的铁，避免生理性贫血。

铁缺乏的危害

准妈妈体内含铁量不足，会直接影响体内细胞的免疫功能，进而降低机体的抵抗力，增加感染率。一旦准妈妈因铁摄入量不足引起孕期缺铁性贫血，不仅会导致准妈妈头晕、心慌气短、乏力，严重的可引发贫血性心脏病，也可直接导致胎宝宝在子宫内缺氧、生长发育迟缓，甚至造成宝宝出生后智力发育障碍。

铁的每日建议摄入量

在怀孕早期，建议每天至少摄入15～20毫克铁；怀孕晚期，建议每天摄入20～30毫克铁；生产后的新妈妈建议每天摄取18毫克铁。

富含铁的食物

食物中的铁分为血红素铁和非血红素铁。血红素铁主要存在于动物性食物中，如动物肝脏、肉类和鱼类，这种铁能够与血红蛋白直接结合。非血红素铁主要存在于植物性食物中，如深绿色蔬菜、黑木耳、黑米等，它必须经胃酸分解还原成亚铁离子才能被人体吸收利用。

生命和智慧的火花——锌

锌是人体必不可少的微量元素，对于人体健康的作用，就像专家们所说的：锌是"生命和智慧的火花"，没有锌，就没有生长发育。

锌的作用

锌元素是促进生长发育的重要元素之一，是体内物质代谢中很多金属酶的组成成分和活化剂。它能维持人体各种功能的运作，并且能够保护体内的酶系统和细胞，是合成蛋白质的主要物质之一。锌对生殖腺功能有着重要的影响，准妈妈如果在孕期摄取足量的锌，分娩时就会顺利得多，胎宝宝也会很健康。

锌缺乏的危害

准妈妈缺锌，除出现食欲缺乏、味觉异常症状外，还会影响胎宝宝的大脑发育，使其智力低下，甚至出现脑、心血管、骨的畸形及尿道下裂、隐睾、低体重等，胎宝宝的死亡率也会增加。临产前准妈妈体内缺锌时，子宫肌收缩力会减弱，延长产程，可能造成难产。

锌的每日建议摄入量

一般成人平均每天从膳食中摄入约15毫克的锌。准妈妈和乳母每日锌的膳食摄入量为20毫克。

富含锌的食物

富含锌的食物包括：动物性食物，如猪肾、猪肝、瘦肉、蛋类、奶类、鱼、虾皮、牡蛎、蛤蜊等；植物性食物，如豆类、蘑菇、花生、栗子、核桃等。

参与造血的功臣——铜

铜参与造血过程，准妈妈不可忽视对铜的摄取，要注意补铜，以免对胎宝宝健康造成严重影响。

铜的作用

铜是人体所必需的一种微量元素。铜参与造血过程，可影响铁的吸收、运输和利用。铜促进铁进入骨髓，加速血红蛋白合成。没有铜，铁就不能正常转运，铁不能与血红蛋白结合，红细胞也就不能成熟。准妈妈获得足够的铜元素对胎宝宝大脑的发育十分重要。

铜缺乏的危害

准妈妈血液中的铜含量过低时，会造成胎宝宝体内缺铜，影响胎宝宝新陈代谢中有些酶的活性及铁的吸收、运转，造成胎宝宝缺铜性贫血。据产科医生研究，准妈妈会因缺铜而削弱羊膜的厚度和韧性，导致羊膜早破，引起流产或胎宝宝感染。故女性要想生一个健康聪明的小宝贝，也须借助铜元素的一臂之力。

铜的每日建议摄入量

准妈妈每天铜的摄入量最好不要超过3毫克。

富含铜的食物

含铜丰富的食物：动物肝、肾、心、牡蛎、鱼类、瘦肉、豆类、芝麻、大白菜、萝卜苗、虾、牡蛎、海蛰、蛋黄、葡萄干、西红柿及果仁等。

孕育小百科

准妈妈和新妈妈保持体内铜的平衡是决定胎宝宝和婴儿成长快慢的一个主要因素，但也不能过量，否则会引起胃肠紊乱等不良反应。

健全心智——碘

碘是人体必需微量元素之一。人体内2/3的碘存在于甲状腺中，而甲状腺素可以影响人体代谢，但甲状腺素又受碘的制约，如果体内碘不足，就可能引起反应迟钝、活力不足等代谢缓慢的症状。

碘的作用

碘可以调节体内蛋白质、脂肪的分解与合成。碘是构成人体甲状腺素的重要成分，而甲状腺素能够促进人体生长发育，促进大脑皮质及交感神经兴奋，是维持人体正常新陈代谢的重要物质。准妈妈摄入适量的碘对胎宝宝生长发育有良好的促进作用。

碘缺乏的危害

准妈妈对碘的需求量增加，如不及时增加含碘多的食物，就可能发生甲状腺肿大；还会造成胎宝宝甲状腺发育不全，影响胎宝宝中枢神经系统发育，结果可能导致胎宝宝智能低下、听力障碍等，甚至引起胎宝宝早产、死胎。

碘的每日建议摄入量

准妈妈为了预防缺碘所引起的胎宝宝发育异常，就应该适当地补充碘。准妈妈每日摄入碘为175微克，哺乳期为200微克。

富含碘的食物

海带和其他的海藻类、海鲜类，含碘丰富地区的土壤生长的蔬菜都富含碘。对于缺碘地区的准妈妈来说，碘盐是碘的主要来源，但妊娠后期要控制盐分的摄入，因此，身体缺碘的准妈妈应在医生的指导下服用补碘药剂。

生命的基础——蛋白质

蛋白质是胎宝宝生长发育的基本原料，孕期蛋白质的贮存量随孕周的增长而增加，以满足准妈妈、胎盘和胎宝宝生长的需要。特别是最后几周，胎宝宝需要更多的蛋白质以满足组织合成和快速生长的需要。

蛋白质的作用

蛋白质具有多种多样的结构，故有各种生物学功能，它直接参与体内各种酶的催化作用、激素的生理调节作用、血红蛋白的运载作用以及抗体的免疫作用等。它帮助胎宝宝建造胎盘，有促进生长发育和修补组织的作用。胎儿期各种器官功能的发育，都是依靠体内组织蛋白质的合成与积累为基础的，对胎宝宝大脑的发育也尤为重要。

蛋白质缺乏的危害

准妈妈如果对含有重要氨基酸的蛋白质摄取不足，就不能适应子宫、胎盘、乳腺组织的变化，也会增加妊娠期贫血、营养不良性水肿、妊娠高血压综合征的发病率。

蛋白质的每日建议摄入量

孕早中期每天需补充蛋白质80～85克。孕晚期每天对蛋白质的需求量为85～100克。

富含蛋白质的食物

一般富含蛋白质的食物包括鱼类、肉类、奶酪、蛋、豆类、牛奶、豆制品等。

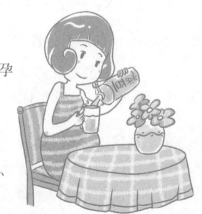

不可或缺的"脑黄金"——DHA

DHA，学名二十二碳六烯酸，是一种人体内重要的不饱和脂肪酸，具有优化胎宝宝大脑锥体细胞膜磷脂的构成的作用，可维持神经细胞的正常生理活动，参与大脑记忆形成过程。DHA即人们常说的"脑黄金"。

DHA的作用

DHA具有提高新生儿智力及预防早产等功效。DHA对大脑细胞，尤其是对神经传导系统的发育起着重要的作用，可以保障视网膜及大脑的正常发育。孕晚期是胎宝宝大脑细胞增殖的高峰期，此阶段是胎宝宝神经髓鞘化最为迅速的一段时期，此时需要充足的DHA，来满足胎宝宝大脑发育的需要。

DHA缺乏的危害

如果孕期母体内缺少DHA，为胎宝宝的视网膜和脑细胞膜发育提供营养的磷脂质就会出现不足的情况，这对胎宝宝大脑及视网膜的发育十分不利，甚者会导致流产、早产、死产以及胎宝宝发育迟缓。

DHA的每日建议摄入量

准妈妈和哺乳期女性每日DHA补充量为200~300毫克，断奶期及非母乳喂养的女性每日补充量为100毫克左右。

富含DHA的食物

DHA主要存在海洋鱼体内，而鱼体内含量最多的是眼窝脂肪，其次是鱼油。另外，蛋黄、鸡、鸭、虾等也含有DHA。各种食用油中以橄榄油、核桃油、亚麻油中含有必需脂肪酸亚麻酸最多，在人体内亚麻酸可以衍生为DHA。

人体热能的来源——脂肪

脂肪是构成人体各组织的重要营养物质，对大脑发育起着不可替代的作用。脂肪是人体热量的来源，是人类膳食中不可缺少的营养素。

脂肪的作用

脂肪是胎宝宝脑发育不可缺少的重要物质。脂肪也是促进脂溶性维生素A、维生素D吸收的重要物质，同时，维生素A、维生素D影响着胎宝宝骨骼、视力的健康发育，脂肪还能够促进维生素E的吸收。同时，脂肪具有安胎的功效，为胎宝宝的生长发育提供一个安定的环境。

脂肪缺乏的危害

准妈妈脂肪摄入过少，会导致热量的摄入不足和必需脂肪酸的缺乏。如果孕早期脂肪酸供给不足，可导致胎宝宝大脑发育异常。如果孕中期以后必需脂肪酸摄入不足，会影响脂溶性维生素的吸收，造成维生素A、维生素D的缺乏等。

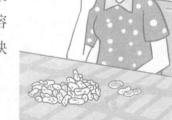

脂肪的每日建议摄入量

准妈妈每天脂肪摄入量应达到20~30克，但不要超过50克，脂肪供应的热能达到总热能的25%即可。

富含脂肪的食物

脂肪的来源分为动物性脂肪和植物性脂肪两大类。含动物性脂肪较多的食物有动物内脏、肥肉、动物油、奶制品等。植物性脂肪含量较多的有豆油、葵花油、玉米油、花生油、果仁等。

益智营养素——卵磷脂

卵磷脂属于一种混合物，是存在于动植物组织以及蛋黄中的一组黄褐色的油脂性物质。卵磷脂是非常重要的益智营养素，它可以提高信息传递速度和准确性，提高大脑活力，增强记忆力。

卵磷脂的作用

卵磷脂是细胞膜的组成部分，它能够保障大脑细胞膜的健康及正常功能，确保脑细胞的营养输入和废物排出，促进脑细胞健康发育。卵磷脂既是神经细胞间信息传递介质的重要来源，也是大脑神经髓鞘的主要物质来源。充足的卵磷脂可提高信息传递的速度和准确性，使人思维敏捷、注意力集中、记忆力增强。

卵磷脂缺乏的危害

如果准妈妈平时卵磷脂摄入不足，将影响胎宝宝大脑的正常发育，甚至会导致胎宝宝机体发育异常。准妈妈则会感觉疲劳、紧张、反应迟钝、头昏、头痛、失眠多梦、记忆力下降、注意力难以集中等。

卵磷脂的每日建议摄入量

一个鸡蛋黄所含的优质卵磷脂约700毫克，准妈妈每日应补充卵磷脂1500毫克（2～3个鸡蛋）为宜。

富含卵磷脂的食物

含卵磷脂丰富的食物包括蛋黄、大豆、谷类、小鱼、动物肝脏、鳗鱼、玉米油、葵花油等，但营养较完整、含量较高的还是大豆、蛋黄和动物肝脏。

脑力、视力活性剂——牛磺酸

牛磺酸是一种含硫的非蛋白氨基酸，在体内以游离状态存在。牛磺酸虽然不参与蛋白质合成，但它却与胱氨酸、半胱氨酸的代谢密切相关。

牛黄酸的作用

牛磺酸能够促进中枢神经系统发育，对脑细胞的增殖、移行和分化起促进作用。它是胎宝宝生长发育的重要物质，对胎宝宝大脑发育、神经传导、视觉机能的完善、钙的吸收有良好的促进作用，并能促进头发生长，细胞增值。牛磺酸还是人体肠道内双歧杆菌的促生因子，优化肠道内菌群结构。

牛黄酸缺乏的危害

准妈妈全吃素食，而不吃荤食，就会造成牛黄酸缺乏。准妈妈缺乏牛磺酸，胎宝宝出生后易患视网膜退化症，个别甚至导致失明。

牛黄酸的每日建议摄入量

为防止孕期牛磺酸的缺乏，准妈妈每日牛磺酸的摄入量为20毫克左右。

富含牛黄酸的食物

牛磺酸含量最丰富的是海鱼、贝类、海洋植物，如墨鱼、章鱼、虾，贝类的牡蛎、海螺、蛤蜊等。鱼类中的青花鱼、竹荚鱼、沙丁鱼等牛磺酸含量很丰富。鱼背发黑的部位牛磺酸含量较多，是其他白色部分的5~10倍。因此，多摄取此类食物，可以较多地获取牛磺酸。

人体第一能量——碳水化合物

碳水化合物是人类最经济、最主要的能量来源，能够储存和提供能量，所供的能量约占人体所消耗热量的60%。

碳水化合物的作用

碳水化合物在人体内的消化、吸收和利用较其他两类产热营养素（脂肪和蛋白质）迅速而完全。它既为肌肉运动供能，又是心肌收缩时的应急能源，它也是大脑组织的唯一直接能量来源。由于碳水化合物中的葡萄糖为胎宝宝代谢所必需的，多用于胎宝宝能量供应，所以，准妈妈要加大碳水化合物的摄入。

碳水化合物缺乏的危害

如果碳水化合物摄入不足，组织细胞就只能靠氧化脂肪、蛋白质的方式来获得人体必需的热能。虽然脂肪也是组织细胞的燃料，但是在肝脏中脂肪的氧化不彻底，可能导致血中的酮体堆积，甚至发生酮症酸中毒，影响准妈妈和胎宝宝的健康。

碳水化合物的每日建议摄入量

孕早期每天约摄入150克碳水化合物，孕中期400～500克，孕晚期约为400克。

富含碳水化合物的食物

碳水化合物在自然界中含量丰富，随处可得。谷类含碳水化合物较多，所含的碳水化合物主要以淀粉形式存在；水果中的碳水化合物多以双糖、单糖、果胶等形式存在；蔬菜主要含膳食纤维较多。

肠胃的清道夫——膳食纤维

作为七大营养素之一的膳食纤维，能够使人体保持正常的消化功能，是准妈妈必不可少的营养素。

膳食纤维的作用

准妈妈摄入膳食纤维，可增加饱腹感，从而有助于控制体重。虽然膳食纤维不能被人体吸收，但可以很好地清理肠道。膳食纤维可以刺激肠道蠕动，使粪便变软，对预防大便干燥，改善妊娠期常见的便秘、痔疮等疾病有较好的效果。糖尿病准妈妈多食用高膳食纤维食物，既可以改善高血糖，还可防治便秘，排出体内垃圾。

膳食纤维缺乏的危害

如果准妈妈缺乏膳食纤维，很容易出现便秘的情况，且容易造成体内油脂过量，不易排出，这会间接使身体吸收过多的热量，导致准妈妈体重增加过快，从而引发一系列妊娠合并症。

膳食纤维的每日建议摄入量

为保证身体健康，成人每天需要一定量的膳食纤维，建议每日摄入量不应少于20克。准妈妈平时活动少，为防止便秘，促进肠道蠕动，每日可摄入35克左右。

富含膳食纤维的食物

在麦皮、粗粮、蔬菜、豆类中都有着丰富的膳食纤维。所以，准妈妈可多食用燕麦粥、黑面包、糙米、麦麸、豆类、新鲜蔬菜、新鲜水果、坚果等食物。

生命的润滑剂——水

水是人体必需的营养物质，约占人体总量的70%。由于准妈妈和胎宝宝都需要水分，因此，准妈妈每天必须从饮食中获得足够的水分。

水的作用

白开水对人体有"内洗涤"的作用。准妈妈早饭前30分钟喝200毫升25～30℃的新鲜白开水，可以温润胃肠，促进消化液的分泌，刺激肠胃蠕动，有利于定时排便，防止痔疮、便秘。早晨空腹饮水，水分能很快被胃肠吸收进入血液，使血液稀释，血管扩张，从而加快血液循环，补充细胞夜间丢失的水分。

水缺乏的危害

准妈妈体内缺水，会导致口干和舌头轻微肿胀，随着血压下降和身体组织缺水，缺水者的肾脏会浓缩尿液甚至阻止尿液产生。长期缺水的准妈妈，很容易患便秘或痔疮。

水的每日建议摄入量

准妈妈每天的饮水量稍多于一般人，应以不少于2000毫升为佳。这些进水量除白开水外，还包括一日三餐所吃的饭、菜、水果及所喝的汤、牛奶、豆浆、饮料等。一般来说，准妈妈每天喝1000～1500毫升水即可。

适合准妈妈喝的水

准妈妈通常饮用白开水就可以了，不习惯者可饮淡茶水、矿泉水或果汁，便秘者最好饮用蜂蜜水，但不可过量饮用浓茶、咖啡等。

第三章

不可不食的营养
健康食物

妊娠期是女性的一个特殊时期。虽然说怀孕不必过于忌口，但对于准妈妈来说，有针对性地选择食物才是聪明之举。要知道，有的食物不仅为准妈妈添活力，更为胎宝宝添脑力；有的食物既能提供充足的营养，还能缓解妊娠带来的身体不适。

粗粮中的保健佳品——玉米

玉米是粗粮中常见的保健佳品，经常食用玉米对人体健康极为有益。准妈妈在怀孕期间多吃玉米，可以有效缓解妊娠期高血压、腹胀、痔疮等疾病，还可以修复受损伤的毛细血管，滋养肌肤，抑制妊娠斑。

玉米对怀孕的好处

·安胎养胎：鲜玉米的胚乳中含有丰富的维生素E，而维生素E有助于安胎，可用来防治习惯性流产、胎宝宝发育不良等。

·预防孕吐：嫩玉米含有丰富的B族维生素，能预防孕吐，增进食欲，还有提高神经系统的功能，使胎宝宝的大脑发育的更加完善的作用。

·预防便秘：玉米里的纤维素含量非常高，是大米的10倍，较多的纤维素可以刺激胃肠蠕动，缩短食物残渣在肠内的滞留时间，进而加速粪便排泄，并且将有害物质带出体外，对防治便秘有着重要的作用。

·提高免疫力：玉米中含有丰富的维生素C，具有延缓衰老、美容养颜的功效，经常食用可增强母体的免疫力，使胎宝宝的身体发育的更健康。

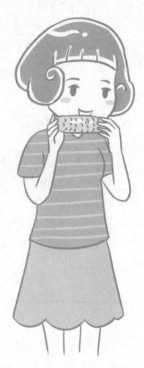

玉米的食用方法

·吃玉米时应把玉米粒的胚芽全部吃掉，因为玉米的许多营养都集中在这里。

·烹调使玉米损失了部分维生素C，却获得了更有营养价值的活性抗氧化剂，所以玉米熟吃更佳。

滋补安胎佳品——小米

小米营养价值极高，小米粥有"代参汤"之美称，富含维生素和矿物质。其中维生素B₁的含量是大米的数倍，是准妈妈的滋补佳品。

小米对怀孕的好处

·止呕健胃：小米富含B族维生素，具有消烦清热、健胃益脾的功效，适宜妊娠期出现孕吐、脾胃失调、厌食、易烦躁者经常食用。

·固肾安胎：小米具有安胎、养血、固肾的功效。不仅可以促进胎宝宝的发育，还是一种能够有效辅助治疗习惯性流产的优质食材。

·滋阴养血：小米富含碳水化合物和脂肪，所含营养容易被人体吸收，不仅补养气血，而且为人体提供充足的能量和营养，可使准妈妈虚寒的体质得到调养。

·美白肌肤：小米还具有减轻皱纹、色斑、色素沉着的功效。

孕育小百科

小米能防止男性阴囊皮肤出现渗液、糜烂、脱屑等现象；对女性也有防止会阴瘙痒、阴唇皮炎和白带过多的作用。可使备孕阶段的夫妇保持身体健康与良好的生殖能力。

小米的最佳食用方法

·小米宜与大豆或其他谷物混合食用，大豆中富含赖氨酸，可以补充小米的不足。

·小米可熬粥或煮成二米饭。但淘米时不要用手反复搓洗，忌长时间浸泡或用热水淘洗。

·小米与桂圆煮粥食用，有益丹田、补虚损、开肠胃之功效。

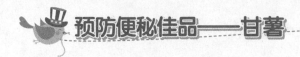

预防便秘佳品——甘薯

　　甘薯含有丰富的膳食纤维、胡萝卜素、B族维生素、维生素C、维生素E以及钾、铁、铜、镁、钙等矿物质元素，营养价值很高。准妈妈经常吃些甘薯可预防便秘。

甘薯对怀孕的好处

　　·活血补中：甘薯中含有大量的糖类和各种维生素及矿物质，能有效地为人体所吸收。

　　·宽肠通便：甘薯经过蒸煮后可增加40%左右的膳食纤维，能刺激准妈妈肠道蠕动，促进排便。

　　·增强免疫功能：甘薯中所含矿物质对于维持和调节人体功能起着十分重要的作用，所含的钙和镁可以预防骨质疏松。

甘薯的最佳食用方法

　　·由于甘薯缺少蛋白质和脂质，最好与米面搭配着吃，可以起到营养的互补作用；如果同时再配点咸菜或鲜萝卜等一起吃，就可以减少胃酸的产生。

　　·在煮甘薯时，应适当地延长蒸煮的时间，这样可使甘薯中含有的"气化酶"被破坏掉，进食后就不会出现腹胀、烧心、打嗝、反胃、排气等不适的感觉。

专家答疑

甘薯可以多吃吗？

　　对准妈妈来说，甘薯是很不错的食物，不过不要过量。甘薯里含糖量较高，吃多了会产生大量胃酸，使人感到"烧心"等不适。

优质蛋白质——大豆

大豆的营养价值很高，所含的蛋白质高达40%，其生物价值几乎接近肉类，因此享有"豆中之王""植物肉"的美誉。用大豆制作的食品种类繁多，可用来制作主食、菜肴、糕点、饮料等。

♥ 大豆对怀孕的好处

·提供优质蛋白质：大豆蛋白中的8种必需氨基酸组成十分符合人体需要，因此，是一种优质的植物蛋白质。如果与肉、蛋类食品搭配食用，其营养价值就更全面、更丰富了。

·促进胎宝宝大脑发育：磷脂是构成细胞膜的重要成分，而且具有健脑功能。尤其是构成卵磷脂的胆碱，是脑的重要营养物质。孕期准妈妈多食用大豆及豆制品，可以补充蛋白质、脂类、钙及B族维生素等，有助于胎宝宝的发育，尤其是胎宝宝脑及神经系统的发育。

·预防高血压：豆类对妊娠后期的准妈妈和胎宝宝是特别重要的食品。大豆所含的卵磷脂有防止胆固醇在血液中滞留、清洁血液、预防发胖和降低血压的作用。

♥ 大豆的最佳食用方法

·大豆宜与玉米同食，可使蛋白质中的氨基酸达到互补平衡，提高食物营养价值，可以收到事倍功半的效果。

·大豆和鱼同食，大豆中的钙质，可借助鱼肉中维生素D的作用，提高人体对钙的吸收。

·大豆与排骨同食，对补铁有益，可以保护血管、有益孕期健康。

·大豆与香菜搭配煮汤，具有健脾宽中、祛风解毒的功效。

·在炒制大豆时，滴入几滴黄酒，可减少原有的豆腥味。

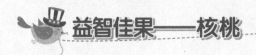

益智佳果——核桃

核桃有比较坚固的外壳，一般外界有害物质很难进入，属于安全性很高的健康食品。因其卓著的健脑效果和丰富的营养价值，又被人们称为"益智果"。

💮 核桃对怀孕的好处

· 补虚强体：核桃含有容易为人体吸收的大量脂肪和蛋白质。500克核桃仁相当于2500克鸡蛋或4500毫升牛奶的营养价值。

· 健脑防衰：核桃所含丰富的蛋白质及人体必需的不饱和脂肪酸，能增强脑功能，防衰抗老。

· 乌发养颜：核桃富含多种维生素，可提高皮肤的生理活性，使准妈妈头发乌黑有光泽。

· 净化血液：核桃能减少肠道对胆固醇的吸收，排出血管壁内的污垢杂质，从而为人体提供更好的循环内环境。

💮 核桃的最佳食用方法

· 核桃可补肾，小米、红枣可补脾，一起熬成粥喝，效果最佳。

· 核桃与韭菜搭配是药膳佳肴，可缓解准妈妈疲劳乏力的症状。

· 核桃与芹菜同食，对准妈妈有润肤美容、减少妊娠斑的功效。

· 核桃与桂圆、山楂同食，能改善孕期神经衰弱，起到补血养气的作用。

 专家答疑

准妈妈一天吃多少核桃合适？

核桃中的脂肪含量高，进食过多会造成身体发胖，还会引起准妈妈血糖、血脂和血压的异常。因此，建议准妈妈每天吃3～5个核桃即可。

天然维生素丸——红枣

红枣具有丰富的营养，其本身富含维生素C、维生素P、叶酸、胡萝卜素以及多种微量元素，被人们称为"天然维生素丸"。

红枣对怀孕的好处

·补中益气：红枣可以和中益气、补益脾胃、增强食欲，使准妈妈及胎宝宝的营养状况得到改善。

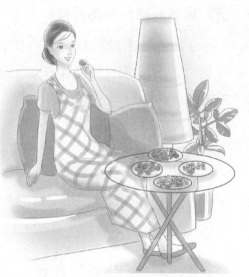

·养血安神：红枣富含钙和铁，能够疏肝解郁、养血安神，可以缓解准妈妈经常出现的精神不佳、血虚脏躁、产后抑郁等症状。

·益智健脑：红枣富含的微量元素锌、叶酸能够参与红细胞的生成，能够促进胎宝宝神经系统的发育，更有利于胎宝宝大脑、智力的发展。

·降低血压：红枣中含有一种治疗高血压的药物成分芦丁，即维生素P，能软化血管，降低血压，准妈妈常吃红枣可预防妊娠高血压。

红枣的最佳食用方法

红枣不但能生吃，还可以煮、蒸，制成粥、甜羹和各类汤药及补膏。

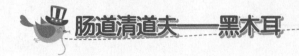

肠道清道夫——黑木耳

黑木耳营养丰富，是高蛋白、低脂肪食物，具有滋补、益气、养血、健胃、止血、润燥、强智等功效，是滋补大脑和强身的佳品。黑木耳炖红枣具有止血、养血的功效，是女性孕前、孕期及产后的补养佳品。

黑木耳对怀孕的好处

·清除肠内垃圾：黑木耳中含有丰富的膳食纤维和一种特殊的植物胶质，这两种物质都能促进胃肠的蠕动，促进肠道垃圾的排泄，对预防便秘及痔疮都有较好的效果。

·防治贫血：黑木耳营养丰富，蛋白质和铁含量很高，是辅助治疗贫血的佳品。

·防止动脉粥样硬化和血栓：近年来的科学实验还发现，黑木耳有阻止血液中胆固醇沉积和凝结的作用，可改变血液凝固状态，预防动脉硬化，对静脉曲张较为严重的准妈妈可有效防止静脉血栓的形成。

黑木耳的最佳食用方法

·将水发黑木耳与冰糖加水，熬制成冰糖木耳羹食用，味道极佳。

·黑木耳与银耳搭配，不但具有润肺生津、补养气血、滋肾益精、增强免疫力、抗病毒的作用，还能对因气血亏虚的准妈妈有较好的养颜润肤的作用。

·黑木耳与豆腐同食，对孕期高血压、高血脂、糖尿病、心血管病有防治作用，还有益气、生津、润燥等作用。

·黑木耳与猪脑搭配可滋肾补脑，对孕期出现的头昏、记忆力减退等有一定的功效。

山珍之王——香菇

香菇是高蛋白、低脂肪、低碳水化合物，富含维生素和矿物质的保健食品。因香菇能降血脂，对血脂高的准妈妈更为适宜。香菇做成菜肴，清香鲜美，能增进食欲，自古就有"山珍之王"的美称。

香菇对怀孕的好处

·提高免疫力：香菇不但含有抗病毒活性的双链核糖核酸类，还含有一种多糖类，准妈妈经常食用能增强机体免疫力，对胎宝宝的发育也有帮助。

·降压降脂：香菇中含有嘌呤、胆碱、酪氨酸、氧化酶以及某些核酸物质，能起到降血压、降血脂的作用，可以预防妊娠高血压、妊娠水肿等疾病。

·补益肠胃：香菇含有较多的膳食纤维，有益于肠胃健康。孕期多吃香菇，可以让准妈妈远离便秘和痔疮的困扰。

香菇的最佳食用方法

·香菇可以单独食用，也可与鸡、鸭、鱼、肉相配，可以利用炒、烧等方法烹调，也可通过煮、炖的方法做成鲜美可口的汤。其中最适合准妈妈的食用方法就是煲汤，有利于营养物质的消化吸收。

·香菇与荸荠同食，具有调理脾胃、清热生津的作用。孕期常食能补气强身、益胃助食。

·香菇与西蓝花搭配食用可补气、润肺、化痰，并可改善孕期的食欲不振、身体容易疲倦等状况。

滋补佳品——鲫鱼

鲫鱼所含的蛋白质质优、齐全、易于消化吸收。鲫鱼有健脾利湿、和中开胃、活血通络、温中下气之功效。鲫鱼肉味鲜美，肉质细嫩，营养全面，口感鲜美，是传统的孕产期的滋补佳品。

鲫鱼对怀孕的好处

·温中补虚：鲫鱼富含蛋白质，可为准妈妈补充营养。鲫鱼所含的蛋白质不但质优、齐全，而且容易消化吸收，可以作为准妈妈良好的蛋白质来源。经常食用鲫鱼，除了可以补充营养外，还能增强抗病能力。

·健脾利湿：准妈妈在孕期易出现脾胃虚弱、水肿等症状，鲫鱼对此有很好的滋补食疗作用。

·提供卵磷脂：鲫鱼含有丰富的卵磷脂，卵磷脂是人脑神经介质乙酰胆碱的重要来源。多吃卵磷脂，可帮助胎宝宝大脑发育。

鲫鱼的最佳食用方法

·鲫鱼肉嫩味鲜，通常红烧、干烧、清蒸、氽汤均可，但以氽汤最为普遍。鲫鱼汤具有较强的滋补作用，适合准妈妈及产妇食用。

·鲫鱼与红枣搭配食用可祛头风，改善体质。

·鲫鱼与豆腐搭配，营养成分相互补充，取长补短。

益智佳品——鲈鱼

鲈鱼具有补肝肾、益脾胃、化痰止咳之功效，对肝肾不足的准妈妈有很好的补益作用。鲈鱼还可辅助治疗胎动不安、产后少乳等症。准妈妈和产妇吃鲈鱼，既补身又不会造成营养过剩而导致肥胖，是健身补血、健脾益气、健脑益智的佳品。

鲈鱼对怀孕的好处

·强健脾胃：鲈鱼具有强健脾胃、补肝肾的功效，还可以利水。对于身体较为虚弱的人，鱼肉容易消化吸收。胃口不好的准妈妈吃鲈鱼，则有开胃的作用。

·补充铜元素：鲈鱼血中有较多的铜元素，铜能维持神经系统的正常功能，并参与数种物质代谢的关键酶的功能发挥，铜元素缺乏的准妈妈可食用鲈鱼来补充。

·健脑益智：鲈鱼的肌肉脂肪中的DHA和EPA含量较高，准妈妈经常食用鲈鱼，有益于胎宝宝大脑和眼睛的发育。

鲈鱼的最佳食用方法

鲈鱼的肉质不但细嫩，而且味道清香又没有腥味，为了减少鲈鱼宝贵的DHA在食用时流失，适宜清蒸、红烧或炖汤。如果用鸡汤进行烹煮，鱼肉的味道会更好。

孕育小百科

鲈鱼应选择鳞片不易脱落、腹部结实、表面有光泽、眼睛明亮清澈者。保存时，将鱼洗净，刮除鱼鳞，去除内脏，用保鲜膜包好，放入冰箱冷冻室内。

补钙佳品——虾

虾一般可分为淡水虾和海水虾，肉质鲜美肥嫩，是一种高蛋白、高铁、高钙、富硒的食品，作为孕期营养品一直备受推崇。

虾对怀孕的好处

·提供优质蛋白质：女性妊娠期对蛋白质的需求量明显增加。而虾肉中含有丰富的蛋白质，准妈妈经常食用虾，对胎宝宝的发育有利。

·补钙健脑：虾含有丰富的钙，对于需要钙来供给骨骼、牙齿发育的胎宝宝和维持身体功能的准妈妈来说是补钙佳品。海虾还含有不饱和脂肪酸，对胎宝宝大脑发育尤为有益。

·补碘补锌：虾肉含有丰富的碘，可预防流产、早产和先天性畸形。虾肉还含有丰富的锌，锌是一种十分重要的元素，能促进胎宝宝脑组织的发育，缺锌会使胎宝宝的智力受到直接的影响。

虾的最佳食用方法

·虾最适合用蒸、煮、煎、烧等方法制成菜肴。盐水白灼比较能够保持虾的原始风味和营养。椒盐、红焖可以让虾的滋味更为鲜美。

·虾与枸杞一起清蒸食用，易于消化，有补气健胃的作用。对孕期头晕目眩、腰疼、腿软等症状具有改善功效。

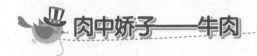 **肉中娇子——牛肉**

　　牛肉富含蛋白质，脂肪含量却不高，而且味道鲜美，所以深受人们喜爱，享有"肉中娇子"的美称，是准妈妈生肌暖胃、补充蛋白质的理想食品。

❀ 牛肉对怀孕的好处

　　·提供优质的蛋白质：牛肉中富含蛋白质，且易被人体吸收，其含有的肌氨酸含量比其他食品高，这使牛肉对增长肌肉、增强力量有一定的作用。

　　·预防佝偻病：牛肉含有丰富的维生素D，可促进胎宝宝全身骨骼及牙齿的发育，还能预防佝偻病和骨质疏松等症。

　　·补血益气：牛肉含维生素B_6、铁、锌，每100克的牛腱含铁量为3毫克，约为怀孕期间铁建议量的10%；含锌量8.5毫克，约为怀孕期间锌建议量的50%，牛肉中的锌比植物中的锌更容易被人体吸收。准妈妈每周吃3～4次瘦牛肉，每次吃100克左右，既可预防缺铁性贫血，又能增强免疫力。

❀ 牛肉的最佳食用方法

　　·牛肉吃法很多，可以酱、烧、炒、扒、煎、熘、包饺子等。最好是清炖牛肉，原汁原味，鲜美可口，肉质酥烂，营养损失较少。

　　·土豆与牛肉同煮，不但味道好，且土豆含有丰富的叶酸，起着保护胃黏膜的作用。

　　·牛肉与洋葱搭配可以补脾胃，祛风发汗。

　　·牛肉与白菜同食，营养全面、丰富，具有健脾开胃的功效，特别适宜准妈妈经常食用。

液体黄金——牛奶

牛奶营养丰富，容易消化吸收，是世界上最接近完美的食物。牛奶含蛋白质、脂肪、乳糖、矿物质和维生素，其蛋白质能提供人体生长发育所需的全部氨基酸，消化率高达98%，因此，准妈妈要多喝牛奶，对自身和胎宝宝有益。

牛奶对怀孕的好处

·营养丰富：牛奶含钙丰富，易被吸收，磷、钾、镁等多种矿物搭配也十分合理，是准妈妈的理想食品。

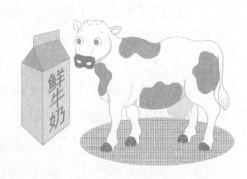

·美白肌肤：牛奶中的维生素A可以防止皮肤干燥、暗沉，牛奶中含有大量的维生素B_2，可以促进皮肤的新陈代谢，牛奶中的乳清蛋白对黑色素有消除作用，可防治多种色素沉着引起的斑痕。

·生津润肠：中医认为，牛奶味甘，性平、微寒，入心、肺、胃经，可以补虚损、益肺胃，准妈妈喝牛奶还有利缓解便秘。

牛奶的最佳食用方法

·准妈妈喝牛奶前最好先吃一些谷类食物。否则牛奶会与胃酸直接接触，导致牛奶中的蛋白质和脂肪结块，生成不易消化的物质。

·准妈妈晚上睡前喝牛奶，牛奶中的钙可缓慢地被血液吸收，整个晚上血钙都得到了补充，防止了钙流失、骨质疏松症。

·木瓜有消水肿的功效，搭配钙、维生素D丰富的牛奶食用，可缓解孕期水肿、预防便秘，还能有效地保护准妈妈眼睛的健康。

优质滋补品——鸡肉

鸡肉蛋白质的含量比较高，所含氨基酸种类多，而且消化率高，很容易被人体吸收利用，有增强体力、强壮身体的作用。

🌸 鸡肉对怀孕的好处

·营养丰富：鸡肉含有的多种维生素、钙、锌、磷、铁、镁等营养成分，是人体生长和发育必不可少的，对胎宝宝和准妈妈的健康有益。

·补益强体：鸡肉是高蛋白、低脂肪的健康食品，其中氨基酸的组成和人体的需要十分接近，特别容易被人体吸收和利用。

·优质脂肪的来源：鸡肉所含的脂肪多为不饱和脂肪酸，对人体非常有益。具有补精填髓、温中益气、补虚损、益五脏的功效。

·预防感冒：喝鸡汤可减轻感冒时鼻塞、流涕等症状，而且对清除呼吸道病毒有较好的效果。经常喝鸡汤可增强人体的抵抗力，预防感冒。

🌸 鸡肉的最佳食用方法

·鸡肉不但适于热炒、炖汤，而且是比较适合冷食凉拌的肉类。

·鸡肉与金针菇同食，有益胎宝宝智力发育，促进脑细胞生长。

·鸡肉与菜心搭配，具有助消化、促进新陈代谢等作用。

·鸡肉与菜花搭配食用，具有补脑、利内脏、益气壮骨等功效。准妈妈常吃可增强肝脏的解毒作用，提高免疫力，预防感冒。

孕育小百科

榨菜与鸡丝搭配食用，能增进食欲，对有早孕反应、不思饮食者尤为适宜。

理想的营养库——鸡蛋

鸡蛋是准妈妈不可缺少的营养佳品，它含有的卵黄素、卵磷脂、胆碱对神经系统和身体发育十分有益，可益智健脑、改善记忆力、促进肝细胞再生。

鸡蛋对怀孕的好处

· 健脑益智：鸡蛋黄中的卵磷脂、甘油三酯、胆固醇和卵黄素可健脑益智，对神经系统和身体发育有很大的作用。鸡蛋黄中的胆碱被称为"记忆素"，不但有益于胎宝宝的大脑发育，还能使准妈妈保持良好的记忆力。

· 保护肝脏功能：鸡蛋中的蛋白质、卵磷脂对肝脏组织有修复再生的作用，还可增强代谢功能和免疫功能。

· 延缓衰老：鸡蛋含有人体几乎所有需要的营养物质，尤其富含B族维生素和硒，能有效补充能量、延缓人体衰老。

· 美容健肤：鸡蛋黄含丰富的铁，每100克鸡蛋黄含铁6.5毫克，足量的铁能够使人面色红润，皮肤细腻。

鸡蛋的最佳食用方法

· 鸡蛋最好蒸着吃或煮着吃。蒸鸡蛋羹、荷包蛋、带皮煮鸡蛋、炒鸡蛋都是很好的吃法。

· 鸡蛋最好和面食如馒头、面包等一起吃，这就可以使鸡蛋中的蛋白质最大限度地被人体吸收。

· 准妈妈可每天吃2~3个鸡蛋，不宜多吃。

· 鸡蛋炒番茄充分发挥了其营养作用，其中丰富的DHA和卵磷脂对准妈妈及胎宝宝的神经系统和身体发育有很大的作用，番茄红素独特的抗氧化能力起到了保护心血管、降低发病率的作用。

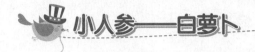

小人参——白萝卜

白萝卜含有钾、磷、叶酸等多种营养物质，是一种既经济又营养的食物，自古就有"小人参"的美称。准妈妈常吃白萝卜，对自己和胎宝宝都有好处。

❀ 白萝卜对怀孕的好处

·增加机体免疫力：白萝卜中富含的硫氢化物能够抑制多种细菌，准妈妈经常吃白萝卜还可以增强机体免疫力，预防感冒。

·健全造血系统：白萝卜富含维生素C，对胎宝宝形成细胞基质、产生结缔组织、发育心血管以及健全造血系统都有重要作用。此外，其还有促进对铁吸收的功效。

·健胃消食：白萝卜中的芥子油和膳食纤维都能促进肠胃蠕动，可帮助消化、润肠通便，是准妈妈的理想食品。

·促进胎宝宝视网膜发育：白萝卜富含胡萝卜素，对眼睛很有好处，可维护上皮细胞的完整性，促进胎宝宝视网膜的发育。

❀ 白萝卜的最佳食用方法

·白萝卜可生食、炒食、做药膳。烹饪中适用于烧、拌、做汤，也可作配料和点缀。白萝卜品种繁多，生吃以汁多辣味少者为好。

·对准妈妈来说，白萝卜最好用醋凉拌或做沙拉，生吃时每次不超过200克。可烧萝卜汤、和牛羊肉一起炖食，也可以做成饺子馅。

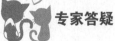

专家答疑

服用补药时能吃萝卜吗？

白萝卜不适合脾胃虚弱的准妈妈，如大便稀者应少食。值得注意的是，在服用参类滋补药时忌食萝卜，以免影响疗效。

利尿消肿的佳品——冬瓜

冬瓜除含水分外，还含有丰富的糖类、维生素以及矿物质等营养成分，维生素中以维生素C和烟酸含量较高。因其利尿、含钠少，是准妈妈的消肿佳品。

冬瓜对怀孕的好处

·清热利尿：冬瓜几乎不含脂肪，含钠量极低，有利尿排湿的功效。对于因为排尿困难而造成水肿的患者，把冬瓜作为治疗的辅助食物，可使症状得到缓解，达到消肿而不伤正气的作用。适合下肢水肿的准妈妈食用。

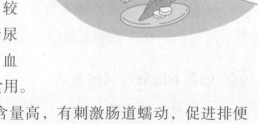

·降压降糖：冬瓜含钾量较高，对肾病、高血压、水肿、糖尿病患者大有益处。适合有妊娠高血压综合征和妊娠糖尿病的准妈妈食用。

·预防便秘：冬瓜膳食纤维含量高，有刺激肠道蠕动，促进排便的功效。

冬瓜的最佳食用方法

·冬瓜的吃法很多，可以炒、煮、炖汤、煨食，也可用来榨汁饮。

·冬瓜与芦笋同食对孕期高血压、高血脂、糖尿病等有食疗功效。

·冬瓜搭配豆腐食用，可促进消化，还能起到减脂轻体的作用。

·冬瓜子晒干研末，调入牛奶，早晚各服1次，可令皮肤白皙。

妊娠期糖尿病的克星——南瓜

南瓜营养丰富，不仅维生素和矿物质含量丰富，而且另含果胶、甘露醇、腺嘌呤、精氨酸等。准妈妈食用南瓜，不仅能促进胎宝宝的脑细胞发育，增强其活力，还可防治妊娠水肿、高血压等孕期并发症，促进血凝及预防产后出血。

南瓜对怀孕的好处

·促进胎宝宝发育：南瓜中锌的含量很丰富，锌是人体生长发育的重要物质，参与核酸与蛋白质的合成，是肾上腺皮质激素的固有成分，可促进胎宝宝发育。

·预防妊娠期糖尿病：南瓜含有丰富的钴，其含量在各类蔬菜中居首位，钴能促进人体的新陈代谢，加强造血功能，并参与维生素B_{12}的合成，是人体胰岛细胞所必需的微量元素，对防治糖尿病、降低血糖有特殊的疗效。

·帮助身体排出毒素：南瓜不仅富含膳食纤维，其中的果胶能吸附、中和重金属铅、汞和放射性元素及农药等，起到解毒作用，还能保护胃肠道黏膜，帮助消化。

南瓜的最佳食用方法

·南瓜可蒸、煮或做汤，还可用来做成南瓜饼，是准妈妈加餐的好点心。

·南瓜与牛肉同食，具有补脾益气、解毒止痛的食疗功效，适合于辅助治疗中气虚弱、消渴、筋骨酸软等病症。

·南瓜与莲子搭配，适宜于妊娠期糖尿病、妊娠高血压等患者食用，也适宜肥胖、便秘者食用。

菜中之果——番茄

番茄外形美观，色泽鲜艳，汁多肉厚，酸甜可口，既是蔬菜也是水果，生吃或加热烹调味道都很不错。由于它不仅好吃，还具有丰富的营养价值，因此，又被称为"菜中之果"。

番茄对怀孕的好处

·改善食欲：番茄酸酸甜甜的口感有助于改善食欲，缓解早孕反应。番茄所含的苹果酸或柠檬酸，有助于胃液对脂肪及蛋白质的消化。

·抗氧化：番茄特有的番茄红素有抗氧化和保护血管的作用，对预防妊娠高血压很有助益。经常发生牙龈出血或皮下出血的准妈妈，吃些番茄有助于改善出血症状。

·预防妊娠纹：番茄富含维生素C，能够帮助准妈妈预防妊娠斑和妊娠纹。

番茄的最佳食用方法

·番茄常用于生食和冷菜，用于热菜时可炒、炖和做汤。

·番茄宜与花菜搭配食用，可以增强抗毒能力，辅助治疗胃溃疡、便秘、皮肤化脓、牙周炎、高血压、高脂血症等。

·番茄与芹菜一起吃，有降压作用，对妊娠高血压极为适宜。

专家答疑

番茄是生吃好，还是熟吃好？

番茄可以生吃，也可以做熟了吃。这两种吃法对身体都有好处。番茄红素和胡萝卜素均溶于油脂，所以炒番茄或者做汤等都很好，生吃吸收率低。但如果为了摄取维生素C，更宜生吃，有利于维生素C的吸收作用。

夏季瓜果之王——西瓜

西瓜肉质细嫩，美味爽口，营养丰富，清香宜人。西瓜含果汁丰富，含水量高达96%以上，有"夏季瓜果之王"的美誉。特别适合准妈妈食用。

西瓜对怀孕的好处

·解暑利尿消肿：西瓜含有大量水分、多种氨基酸和糖，可有效补充人体的水分，防止因水分散失而中暑。同时，西瓜还可以通过利小便排出体内多余的热量而达到清热解暑之效。经常食用西瓜，会使尿量增加，可消除水肿。有水肿的准妈妈不妨多吃西瓜。

·帮助对蛋白质的吸收：现代研究发现，西瓜汁中含有蛋白酶，可将不溶性蛋白质转化为水溶性蛋白质，以帮助人体对蛋白质的吸收。

·降血压：西瓜中的多糖能利尿，盐类能消除肾脏的炎症，苷类能降低血压。特别适合妊娠高血压的准妈妈食用。

西瓜的最佳食用方法

·西瓜可生吃，可榨汁，也可用西瓜制作冰碗、西瓜酪、西瓜糕等。

·西瓜皮与赤小豆相宜，二者煎汤当茶饮用，具有利水消肿的功效。

·西瓜与鸡蛋炒食，具有滋阴润燥、清咽开音、养胃生津的功效。

·西瓜皮与肉丝搭配食用，是一道既消暑又开胃的营养菜，很适合准妈妈在夏季食用。

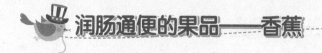

润肠通便的果品——香蕉

食用香蕉不仅可以快速地提供能量，在一定程度上还可以缓解疲劳。尤其是对没有食欲的准妈妈而言，是最容易接受的食物。

香蕉对怀孕的好处

·促进胎宝宝发育：香蕉含淀粉、蛋白质、脂肪及多种维生素和矿物质，并含有5–羟色胺、去甲肾上腺素和抗菌物质。对胎宝宝发育十分有益。

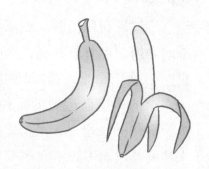

·润肠通便：香蕉性寒味甘，寒能清肠热，甘能润肠通便，常用于辅助治疗热病烦渴、大便秘结之症，是习惯性便秘准妈妈的首选水果。

·降低血压：香蕉富含能够保护动脉内壁的钾元素，且含有血管紧张素转化酶抑制物质，可抑制血压升高，对降低血压有辅助作用，是预防妊娠高血压的保健食品。

·缓解疲劳：香蕉含有可帮助大脑产生5 – 羟色胺的物质，能缓解孕期疲劳。

香蕉的最佳食用方法

·直接食用。每天1～2根为宜。也可做蔬果汁和拔丝香蕉，香蕉也可以与牛奶、面包一起作为早餐食用，营养丰富。

·香蕉土豆泥。香蕉及土豆富含叶酸，怀孕早期多摄取叶酸食物，对于胎宝宝血管神经的发育有帮助。

益智的健康之果——苹果

苹果酸甜可口，营养丰富，是准妈妈喜爱的水果之一。它含有丰富的糖、维生素和矿物质等大脑所必需的营养素，更富含锌元素，素有"健康之果""智慧之果"之称，准妈妈可常吃。

苹果对怀孕的好处

·预防便秘：苹果中不仅富含锌等微量元素，还富含碳水化合物、多种维生素等，尤其是膳食纤维含量高，有利于促进消化，预防准妈妈便秘的作用。

·缓解妊娠水肿：苹果含有多种有机酸和维生素，酸甜爽口，不仅可增进食欲、促进消化、缓解孕吐、补充钾和维生素，也可以有效防止妊娠水肿。

·保持血糖稳定：苹果中的胶质和微量元素能调节机体血糖水平，预防血糖的骤升骤降。

·缓解压力，提神醒脑：苹果特有的香味可以缓解孕期准妈妈压力过大造成的不良情绪，还有提神醒脑的功效。

苹果的最佳食用方法

·为了避免影响正常的进食及消化，准妈妈进食苹果的最佳时间应该在两餐之间，或尽量将吃苹果的时间控制在饭前1小时与饭后2小时的时间段中。

·准妈妈每天吃1～2个苹果就足够了。吃的时候最好细嚼慢咽，这样有利于消化和吸收。

·鲫鱼与苹果熬汤食用，具有生津润肺、健脾补益、利尿消肿、清热解毒的作用。

补充维生素C的佳果——橙子

橙子酸甜可口，是深受人们喜爱的水果，更是维生素C的代表。大多数准妈妈对酸性水果尤其偏爱，橙子就是不错的选择。

橙子对怀孕的好处

·提高身体免疫力：一个中等大小的橙子，可以提供人体一天所需的维生素C，所含的抗氧化物质还能清除体内有害的自由基。非常适合准妈妈食用。

·降压降脂：橙子中的橙皮苷对毛细血管具有扩张作用和降压效果。还能降低冠状动脉毛细血管脆性，降低血清胆固醇，改善动脉粥样硬化病变。

·预防心脏病：每天喝3杯鲜榨橙汁，内含的类黄酮和柠檬素可以增加高密度脂蛋白，并运送低密度脂蛋白到体外，从而降低患心脏病的概率。

·止逆止胃疼：橙子中的橙皮素有健胃、祛痰、镇咳、止逆和止胃痛的功效，特别适合孕早期的准妈妈食用。

橙子的最佳食用方法

·直接食用或是榨汁饮用均可，每天1个，最多不超过3个。

·橙子与胡萝卜榨成汁食用，可以缓解准妈妈在孕早期的恶心、呕吐反应。

·橙汁猕猴桃洋葱汤，可促进食欲、帮助消化，同时降低胆固醇、预防高血压，是孕晚期准妈妈的饮食佳品。

第四章

孕1月营养饮食

对于准妈妈来说，孕期的第1个月是关键时期，所吃的每份食物，都影响着自身与胎宝宝的健康和安全。因此，饮食应以少食多餐、清淡易消化为原则，避免过分油腻和刺激性强的食品。饮食中需保证优质蛋白质的供给，以及矿物质和维生素等营养素的补给。

本月营养饮食要点

准妈妈对营养的摄入直接影响着胚胎发育的质量，可以说准妈妈早期的营养补充是胎宝宝发育的关键。因此在怀孕第1个月，要结合受孕的生理特点进行科学的饮食安排。

科学的补充营养

女性怀孕后要比怀孕前需要更多的营养，这是为了保证母胎营养需要，使胎宝宝能够健康成长，同时也是准妈妈为分娩和产后哺乳做准备。准妈妈的营养补充应注意科学，要根据准妈妈个人情况，因地、因时、因条件地安排其孕期膳食，使饮食符合营养要求。

·常吃精米、精面者应多补充B族维生素，而常吃杂粮和粗粮者可适当补充钙等。

·夏季蔬菜多时，可多吃些新鲜蔬菜；秋季水果多时，应多吃些应季水果。

·因经济较困难，或不习惯吃肉、蛋、乳等含蛋白质高的食物的人，可多吃些豆类或豆制品等植物蛋白含量较高的食物。

·身材高大、劳动量和活动量大的准妈妈应多补充营养物质。

·孕早期胎宝宝生长缓慢，每日体重增加约1克，各种营养的需要量与未孕时相同或稍多一些。

遵循少食多餐的原则

孕早期的饮食不一定要精、要多，而是要合理。在能吃的时候尽可能吃，但要减少每次进食的量，多喝水，多吃些富含膳食纤维和维生素B_1的食物以防止便秘。可以在两餐之间安排加餐，采取少食多餐的办法随时补充营养，尽量避免营养素的缺乏，满足营养素的需求。

❀ 适量摄入优质蛋白

为了保证营养需求，准妈妈在孕早期应适量摄入优质蛋白质。因为孕早期胚胎的生长发育、胎盘的增长、羊水的生产、母体需求量的增大等都需要蛋白质的补充。如果蛋白质摄入量不足，那么准妈妈的营养有可能就跟不上，导致准妈妈免疫力下降，引起准妈妈贫血和营养不良，进而使胚胎发育不良，造成胎宝宝生长缓慢或者身体过小，甚至造成胚胎畸形等。因此，孕早期准妈妈要保证优质蛋白质的摄取，如肉类、乳类、蛋类、鱼类及豆制品等。

❀ 补充脂肪的重要性

脂肪是孕早期准妈妈体内不可缺少的营养物质。它能促进脂溶性维生素的吸收。脂肪可以帮助固定内脏器官的位置，使子宫恒定在盆腔中央，给胚胎发育提供一个安定的环境。此外，脂肪还有保护皮肤、神经末梢、血管及脏器的作用。如果准妈妈缺乏脂肪，会影响免疫细胞的稳定性，导致免疫功能降低，引起食欲不振、情绪不宁、体重不增、皮肤干燥脱屑、罹患流感等多种病症，还会导致维生素A、维生素D、维生素E、维生素K缺乏症，还可使准妈妈缺钙而造成骨质疏松等疾患。

专家答疑

吃哪些食物可以补充人体脂肪？

一般人体的脂肪来源有以下两个渠道：动物性脂肪来源于猪油、牛油、羊油、奶油、鱼油、骨髓、蛋黄等；植物性脂肪来源于香油、菜子油、豆油、花生油、玉米油、葵花子油以及核桃、杏仁、榛子、松子等含脂肪丰富的食物。

❤ 摄入足够的碳水化合物

女性怀孕后代谢增加，心肌收缩力、脑力活动和红细胞代谢均要靠葡萄糖供应能量。孕早期必须保证每日摄取不低于150克的碳水化合物，以能保证胎宝宝的能量需要。谷类一般含碳水化合物约75%；薯类含量为15%~30%；水果含量约10%。其中水果的碳水化合物多为果糖、葡萄糖和蔗糖等，可直接吸收，能较快通过胎盘为胎宝宝利用。如果没有摄入足够的碳水化合物，会对胎宝宝早期脑发育造成不良影响。因此，碳水化合物的供给对准妈妈维持妊娠期心脏和神经系统的正常功能、增强耐力等具有非常重要的意义。

准妈妈可以通过以下食物获取碳水化合物：蔗糖、谷物（如水稻、小麦、玉米、大麦、燕麦、高粱等）、水果（如甘蔗、甜瓜、西瓜、香蕉、葡萄等）、坚果、蔬菜（如胡萝卜、土豆等）等。

❤ 警惕叶酸缺乏

孕早期是胎宝宝器官系统分化、胎盘形成的关键时期，细胞生长、分裂十分旺盛。此时叶酸缺乏可导致胎宝宝神经管畸形，发生唇裂或腭裂，甚至出现无脑儿、先天性脊柱裂。准妈妈叶酸不足可以通过补充叶酸补充剂的方法得到纠正和改善。女性在孕前3个月开始，每天补充400微克的叶酸是比较适宜的量。但过量的叶酸会掩盖维生素B_{12}缺乏的症状，干扰锌的代谢，引起准妈妈锌缺乏。因此，每天最大补充量不能超过1毫克。补充叶酸，首先应从最天然的食物补充开始，动物肝肾、绿叶蔬菜中叶酸的含量都很丰富。

🍄 孕育小百科

叶酸虽然是准妈妈不可或缺的营养成分,但也需注意不可摄取过量,如果叶酸摄入过量,很有可能导致微量元素锌的缺乏,会影响胎宝宝的发育。因此,准妈妈最好能在医生的指导下补充叶酸。

🌸 多食富含铁元素的食物

食物中的铁分为血红素铁和非血红素铁两种。血红素铁主要存在于动物血液、肌肉、肝脏等组织中，这种铁消化、吸收率较高。植物性食品中的铁为非血红素铁，主要含在各种粮食、蔬菜、坚果等食物中，此种铁吸收率低。鱼和肉除了自身所含的铁较容易吸收外，还有助于植物性食品中铁的吸收，因此，准妈妈最好在同一餐中食入适量鱼或肉。另外，维生素C能增加铁在肠道内的吸收，应多吃些维生素C含量多的蔬菜、水果。而药物补铁则应在医师指导下进行，因为过量的铁元素的摄入将影响锌的吸收和利用。

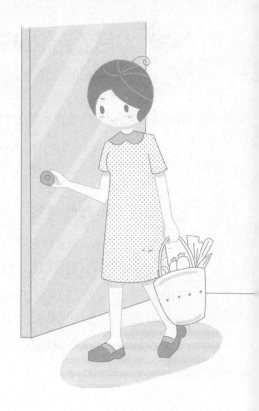

🌸 从食物中摄取钙

孕早期胚胎生长速度非常缓慢，准妈妈在孕早期的钙推荐摄入量和孕前一样，孕早期钙的适宜摄入量是每天800毫克。准妈妈应保持膳食均衡，注意摄取含钙丰富的食物，如奶及其制品、虾皮、豆制品、芝麻酱、海带、深绿色蔬菜等。同时，常晒太阳，让体内自身合成维生素D以促进钙的吸收。孕早期准妈妈一般不需要吃钙片补钙。

🌸 增加锌元素的补充

在孕早期，准妈妈应该加强锌元素的补充，因为微量元素锌参与中枢神经系统的发育。目前，我国准妈妈缺锌的现象非常普遍，为了避免孕期由于锌元素缺乏而造成的神经系统发育障碍，准妈妈在均衡饮食的同时也可以适当地吃一些香蕉、动物内脏、牡蛎、鱼类，还有瓜子、花生、松子等坚果类食品，这些食品中都富含锌。

本月营养饮食注意事项

对于准妈妈来说，孕期的饮食最关键的是要注意营养问题，还有就是要注意卫生和安全，不要吃那些容易导致流产的食物。

吃得多不如吃得好

在妊娠期，准妈妈对营养的需求量大大增加，而营养的补充主要来自饮食。要注意的是，饮食的质比饮食的量更显重要。既保证妊娠期的营养，又能尽量不破坏美好的形体，是每一位准妈妈所希望的。如果准妈妈妊娠前体重过重，孕期应提高饮食质量，而不必增加饮食数量，以免体重进一步增加；如果孕前体重过轻，要注意通过饮食来增加营养，增加体重。体重在标准范围的准妈妈，每天仅需要增加200千卡热量，相当于食用40克左右的坚果类食物。只要保证吃入的食物是含有多种营养物质的，能够摄取均衡的营养，维持适度的体重增加，饮食量可根据自己的食欲而定。

多食全麦食品有益处

全麦制品包括麦片粥、全麦饼干、全麦面包等。特别是北方的准妈妈，把早餐的烧饼、油条换成麦片粥很有必要。麦片可以使你保持较充沛的精力，降低体内胆固醇的水平。当然，不要买那些口味香甜、精加工的麦片，天然的、没有任何糖类或其他添加成分在里面的麦片最好。准妈妈可以按照自己的喜好加一些花生米、葡萄干或蜂蜜。全麦饼干类的小零食，细细咀嚼能够有效地缓解孕吐反应，并可以提供丰富的铁和锌。

🌸 适当多食水果

水果含有丰富的维生素，而且洗净或削皮后可以生吃，有益于维生素的保存、吸收和利用。因此，准妈妈除一日三餐外，还应适当增加一些水果。

·经济而又实惠的柑橘，尽管90%都是水分，但富含维生素C、叶酸和膳食纤维，可以帮助准妈妈保持体力，防止因缺水造成的疲劳。

·香蕉能很快地提供能量，是钾元素的极好来源，能帮助准妈妈克服疲劳，舒缓紧张急躁情绪。香蕉含丰富的叶酸、钙以及较多的膳食纤维。

·苹果不仅营养丰富，而且酸甜可口，脆嫩多汁，口味清香。准妈妈适当食用苹果，有利于母胎保健，促进顺产，有助于优生优育。

🌸 不要忽略蔬菜的营养

蔬菜中富含多种营养物质，准妈妈千万不要忽略，要多吃蔬菜。

·做沙拉时不要忘记加入深颜色的莴苣，颜色深的蔬菜往往意味着维生素含量更高。

·胡萝卜是营养价值极高的一种蔬菜，它富含胡萝卜素、膳食纤维，与动物性食材搭配，不但解腻，还有助于营养素的吸收。

·菜花富含钙、维生素C、叶酸，其中的维生素C是一种抗氧化剂，不但有助于防病、抗辐射，还有助于铁的吸收。

 专家答疑

准妈妈的口味与生男生女有关吗？

常常有人说酸儿辣女，是指早孕反应时，喜欢吃酸味儿食品的人，大多生男孩；而喜欢吃辣味食品的人，大多生女孩。其实，早孕反应引起口味的喜好与生男生女之间的关系并没有科学依据。口味的变化只是早孕反应的一个方面。

孕早期吃零食的原则

有的准妈妈在怀孕前有吃零食的习惯，但是怀孕后还能不能吃零食呢？

其实，不必因为怀孕而牺牲掉自己所有的小零食，只是在零食的选择上应慎重，以免影响自己与胎宝宝的健康。因此，准妈妈在吃零食时应本着营养、卫生、适量的原则。零食应是低脂、低糖、低盐，纯天然，不含太多的防腐剂。并且应该是富含孕期所需的营养成分，如钙质、叶酸、铁质、脂肪酸和膳食纤维等。

有选择的吃零食

·饼干类：曲奇饼干是高脂肪高热量食品，不宜作零食。夹心饼干大部分热量来自夹心的糖霜，糖分高，如果准妈妈的血糖高且人又较胖，不宜吃，一般准妈妈也不宜将其作零食。全麦饼干脂肪含量相对较低，膳食纤维、钙等含量相对较高，是不错的零食选择。

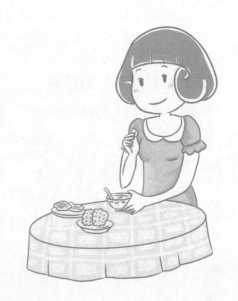

·果仁类：果仁的热量与脂肪含量颇高，还含有叶酸、铁质、膳食纤维、蛋白质以及必需脂肪酸，这些都是准妈妈所必需的营养。果仁类中杏仁含钙高，可以适量进食，但也不可过量。

·巧克力：多吃容易导致肥胖，但偶尔食用也无不可，吃1～2粒就可以了。提子巧克力含铁质和膳食纤维较多，较其他巧克力为优。

一般新鲜水果、鲜榨果汁、杏脯肉、提子饼、茶饼、全麦饼、豆腐花、无盐果仁等是较为健康的零食，可以适量食用。

❀ 尽量不吃的零食

准妈妈尽量少吃或不吃以下零食：

·冰激凌：含少许钙质，但属高脂肪高热量食物，会导致肥胖，不宜常吃。

·薯片、虾片：属高热量高脂肪零食，其最大的弊端是含有很多盐分与防腐剂，孕期可能出现水肿与高血压，不宜吃含过多盐分的食物。

·话梅：脂肪与热量较低，但包括话梅在内的部分蜜饯制品在制作过程中容易出现防腐剂超标，过量使用甜味剂和人工色素等食品添加剂，盐分也高，因此，不宜过多食用。

❀ 不宜喝可乐、咖啡

可乐、咖啡中的咖啡因在母体内很容易通过胎盘进入胎宝宝体内，危及胎宝宝的大脑、心脏等器官，会使胎宝宝致畸或患先天痴呆。

❀ 不要吃隔夜菜

节俭是中国人的传统美德，所以吃隔夜菜似乎是很平常的一件事情，殊不知，炒熟后的菜里有油、盐，隔了一夜，菜里的维生素都氧化了，使得亚硝酸含量大幅度增高，进入胃后变成亚硝酸盐，亚硝酸盐进入胃之后，在具备特定条件后会生成一种称为NC(N—亚硝基化合物)的物质，它是诱发胃癌的危险因素之一。尤其是在天气热的时候，隔夜的饭菜受到细菌污染，会大量繁殖，很容易引发胃肠炎、食物中毒。吃隔夜饭对准妈妈健康和胎宝宝发育都可造成危害。因此，准妈妈最好不要吃隔夜菜。

❀ 远离快餐食品

快餐的营养成分有欠均衡。快餐里含有太多的饱和脂肪酸，容易导致胆固醇过高，危害心脑血管健康；多数快餐的调味料都含有大量盐分，对肾脏没有益处。

🌸 方便食品不营养

方便食品为了便于食用、利于保存，往往会含有一定的化学添加剂。不可作为主食经常食用，以免造成营养素缺乏。这类食品营养素不均衡，往往以其中一种为主，而其他重要营养素含量极少，特别是锌、维生素C、维生素D等，经常食用这些食品，会导致准妈妈营养不良，出现相关营养素缺乏性疾病，影响胎宝宝发育。

🌸 不宜吃油炸食品

油炸食物是高热量食物，其共同特点是高热量、高脂肪。100克植物油的热量高达3638千焦（869千卡），16粒油炸花生米就含有188千焦（45千卡）的热量。另外，油炸食品在烹制过程中，经高温油炸处理，所含致癌物的含量也大大增加。

🌸 少吃腌制食品

在腌制鱼、肉、菜等食物时，容易产生亚硝酸盐，它在体内酶的催化作用下，易与体内的各类物质作用生成亚硝胺类的致癌物质，并能促使人体早衰。对准妈妈健康和胎宝宝的发育都不利。

🌸 不用微波炉加热食品

微波炉加热油脂类食品时，首先损毁的是亚麻酸和亚油酸，而这两样都是人体必需而又最缺乏的优质脂肪酸。所以，准妈妈最好不用微波炉加热食品。

 专家答疑

用微波炉加热食品有危害吗？

微波炉是电磁辐射强度最大的家用电器之一，使用不当会危害准妈妈与胎宝宝的身体健康，因此，准妈妈最好避免使用微波炉加热食品，尤其是孕早期。

🌸 远离各种污染食物

食物从其原料生产、加工、包装、运输、储存、销售直至食用前的整个过程中，都有可能不同程度地受到农药、金属、霉菌毒素等有害物质的污染。准妈妈食用这些受过污染的食物，就会对自身及胎宝宝的健康产生严重危害。在选择食品时应尽量选用新鲜天然食品，避免食用含食品添加剂的食品。食用蔬菜要充分清洗干净，水果应去皮后再食用，以避免遭受农药污染。

🌸 慎食寒性水产品

因许多水产品属于寒性食物，有活血化淤、软坚散结的作用，过量食用后可能会对准妈妈与胎宝宝带来不良的影响。

·螃蟹：虽然味道鲜美，但是性质寒凉，有活血祛淤之功，准妈妈不宜过量食用，尤其是蟹爪，可导致准妈妈胎气不安而引起流产。

·甲鱼：具有滋阴益肝肾之功效。对一般人来说，它是一道营养丰富、滋阴强身的菜肴。但由于甲鱼性味咸寒，具有较强的通血络、散淤块的作用，因此，准妈妈慎食。

·海带：海带虽然是准妈妈最理想的补碘食物，同是，还是促进胎宝宝大脑发育的食物。但海带具有散结化淤的作用，过量食用后易对早期妊娠造成出血、流产。因此，准妈妈不宜过量食用。

🌸 服用药物要慎重

在新生儿出生缺陷中，有2%～3%是由于在孕期服药而引起的。还有一半以上原因不明的缺陷儿，也与药物和疾病的相互作用有关。因此，在孕期要尽量避免不必要的用药，因为药物对胎宝宝的影响与胎龄有关，胚胎期对药物最敏感，也就是说在孕早期，服用药物应加倍小心。如果准妈妈有明确的病症，且疾病对胎宝宝的影响大于药物对胎宝宝的影响，或者疾病已严重影响了准妈妈的健康，需要用药时，应由医师权衡利弊进行用药。

本月营养饮食安排

这个时期准妈妈要通过采取少食多餐的进食方法来保证足够的进食。在安排食谱时，要注意饮食的营养质量，多吃含蛋白质、维生素丰富的食物，如鱼、肉、蛋、乳制品、豆制品、新鲜水果和蔬菜。

制订合理可行的营养计划

从妊娠开始，准妈妈就应该为自己制订一套合理且可行的营养计划。因为妊娠是特殊的生理时期，母体摄入的营养不但要维持自身机体代谢和消耗所需，还要额外地提供给体内的胎宝宝正常生长发育所需要的全部营养和热能，所以，充足而均衡的营养对准妈妈来说是非常重要的。食谱中要做到"荤素兼备，粗细搭配，品种多样"。饮食上注意食物的形、色、味，多变换食物的种类、烹饪方法，使其引起食欲。

本月的食物选择

准妈妈在饮食营养上更要多加注意。因为从现在开始，你的每一次饮食都是在为自己和胎宝宝两个人做准备。对于食品的选择，不仅要考虑营养，还要考虑安全性。

·富含叶酸的食物，如菠菜、生菜、芦笋、油菜、小白菜、麸皮面包、香蕉、草莓、橙子、橘子、动物肝脏。

·富含优质蛋白质的食物，如鱼类、蛋类、乳类、肉类和豆制品。

·富含有益肝脏的维生素类和铁、钙、磷等矿物质的食物，如赤小豆、燕麦、大麦、荞麦、柠檬、橙子、葡萄、香蕉、草莓、木瓜、苹果、樱桃、李子、葡萄干、韭菜、花生、芝麻、松子等。

🌼 每日三餐要定时

对于三次正餐，不论多忙碌，准妈妈都应该按时吃饭。最理想的吃饭时间为早餐7：00～8：00、午餐12：00、晚餐18：00～19：00，如果错过用餐时间，临时进食一些小点心和饮料即可，等到下次用餐时间再来弥补缺失的营养，切忌中途为补充营养大吃大喝，影响下次进餐。三餐之间最好安排两次加餐，进食一些饼干、坚果、奶、酸奶、鲜榨果汁、蔬菜、水果等，有利于营养均衡。

🌼 进食要定量

大多数准妈妈在补充营养的时候只想着胎宝宝，只要是对胎宝宝有益的就不断地吃，就算是不饿也吃，总担心胎宝宝缺乏营养，这是一种不科学的进食方式。这样会使体重增加过快，容易出现超重、妊娠高血压等疾患。因此，准妈妈定量用餐非常重要。应该把热量摄取与营养摄入均衡地平分在各餐之中。准妈妈定时定量地适当进食，能保证营养的均衡，满足自身和胎宝宝生长发育的需要。

🌼 从水果中摄取维生素

维生素主要有两大类：一类如维生素A、维生素D、维生素E等，是脂溶性的，在任何含脂肪的组织中都能储存；另一类是水溶性的，如B族维生素、维生素C等，大量地存在于蔬菜、水果及某些谷物中，其中一些生吃的水果是最好的来源。

🌂孕育小百科

增加进食次数、少量多餐的进食方式可以稳定血糖，有利于准妈妈的身体健康。

❀ 本月一周配餐推荐

本月周一食谱安排

早餐：蜜汁甘薯、鲜牛奶250毫升

中餐：榨菜鸡丝、三色银芽、花生蹄花汤、什锦炒饭100克

午点：草莓100克、面包50克

晚餐：糖醋排骨、香辣黄瓜条、什锦豆腐汤、大米饭100克

晚点：牛奶250毫升、中等大小蒸煮甘薯1个

本月周二食谱安排

早餐：荸荠豆浆、香椿饼

中餐：葱头红烧鱼、珊瑚白菜、紫菜冬瓜肉粒汤、大米饭100克

午点：草莓100克、饼干50克

晚餐：姜汁炖鸡、碎米芽菜、雪菜黄鱼汤、温拌面

晚点：牛奶250毫升、百合糕

本月周三食谱安排

早餐：南瓜粥、煮鸡蛋1个

中餐：黄豆炖牛肉、番茄炒蛋、鸡块白菜汤、大米饭100克

午点：香蕉1根、饼干50克

晚餐：豆瓣鲫鱼、海带烧黄豆、营养牛骨汤、鱼吐司

晚点：牛奶250毫升、什锦水果沙拉

本月周四食谱安排

早餐：鲜牛奶250毫升、三合面发糕

中餐：肉丝凉拌冬粉、香菇烧淡菜、肉丝榨菜汤、大米饭100克

午点：香蕉1根、面包50克

晚餐：猪肉芦笋卷、奶汤白菜、核桃鸡蛋汤、菠萝炒饭

晚点：牛奶250毫升、苹果1个

本月周五食谱安排

早餐：板栗核桃粥、煮鸡蛋1个

中餐：肉丝海带、四喜蒸蛋、墨鱼花生排骨汤、大米饭100克

午点：香蕉1根、面包50克

晚餐：樱桃虾仁、炸茄夹、墨鱼花生排骨汤、大米饭100克

晚点：牛奶250毫升、柿饼

本月周六食谱安排

早餐：玉米面蒸饺、煮鸡蛋1个

中餐：糖醋鸡翅、清炒山药、泥鳅汤、大米饭100克

午点：苹果1个、饼干50克

晚餐：牛肉卷心菜、凉拌菠菜、佛手姜汤、温拌面

晚点：牛奶250毫升、甜脆银耳盅

本月周日食谱安排

早餐：荸荠豆浆、百合糕

中餐：白烧蹄筋、鲜奶炖鸡蛋、排骨冬瓜汤、大米饭100克

午点：苹果1个、饼干50克

晚餐：家常炖鱼、豆腐拌豆角、苎麻根炖鸡汤、鱼吐司

晚点：牛奶250毫升、红枣酪

本月每日食物搭配参考

粮食：大米、面粉、小米、玉米面、杂粮等300克。

蔬菜和水果：500～600克。

动物类食品：50～100克。动物性食品的进食量以不使准妈妈有油腻感为原则。

牛奶：鲜奶250毫升，条件不允许也可食用全脂淡奶粉、豆浆、豆奶粉或豆制品50克。

烹调用油：豆油、花生油、香油等20毫升。

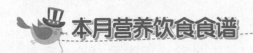

本月营养饮食食谱

在孕1月的营养食谱中，准妈妈应特别注意蛋白质、维生素和矿物质的补充，尤其是叶酸、铁、锌等营养素，有助胚胎的形成与健康发育。

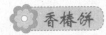 **香椿饼**

原料

面粉500克，猪五花肉200克，腌香椿芽150克，花生油适量。

做法

·将猪五花肉切成黄豆大小的丁，再将腌香椿芽用水浸泡清洗干净，切成碎末，与肉丁一起放在盆内，加入花生油，拌匀成馅心。

·面粉加入清水250毫升和成面团，揉匀揉透后，搓成长条，揪成每个重45克的面剂，擀成直径约15厘米的圆形面皮，包入馅心，收口捏紧，轻轻按成圆饼，即成饼坯。

·锅置于炉上加油烧热，放入饼坯干烙，烙好一面再翻个烙另一面，待两面均烙至金黄色时即可出锅食用。

功效解析

本品有清热解毒、健胃理气的功效。

 专家答疑

早餐怎样吃更健康？

为了让早餐更加丰富有营养，可以选择富含膳食纤维的全麦类食物，并搭配蛋白质类食物，以及几片黄瓜或番茄，配上一杯牛奶或果汁。这些食物含有丰富的B族维生素，能持续提供充沛的活力。

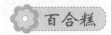 百合糕

原料

鲜百合200克，白糖60克，金橘饼3克，青梅3克，红绿丝5克。

做法

·将百合洗净，削去底座，剥成片瓣，放入沸水锅内煮20分钟，捞出沥干水分，放入盆内，加入白糖，用手挤成泥。

·取玻璃纸一张，用水洗一下，放在盘内铺平；上面放百合泥，铺平；再将金橘饼、青梅全切成丝，与红绿丝拌匀，撒在百合泥上面，包好玻璃纸。

·百合泥放在笼屉上蒸20分钟，取出晾凉，去掉玻璃纸，切成长约7厘米、厚约1.7厘米的小长条，装盘即可。

功效解析

本品适用于肺热伤阴、阴虚燥咳及妊娠心烦等症。

糖醋排骨

原料

猪排骨500克，香油10毫升，白糖50克，醋25毫升，料酒20毫升，红糖2克，花生油500毫升，葱末、姜末各适量，盐少许。

做法

·将排骨洗净，剁成8厘米长的排骨块，放入盆内，加入适量盐水腌渍4小时左右。

·炒锅置火上，放入花生油，烧至六七成热，下排骨浸炸片刻捞出。

·炒锅置火上，注入香油，下葱末、姜末炝锅，速下排骨、开水、白糖、醋、料酒，用文火煨20分钟左右，待肉骨能分离，加红糖，收汁，淋香油即成。

功效解析

本品有滋阴润燥、益精补血的功效，适宜气血不足的准妈妈食用。

姜汁炖鸡

原料

雪蛤膏50克，鸡肉400克，姜汁2汤匙，盐、葱段各少许，料酒1汤匙，清鸡汤2杯。

做法

·将雪蛤膏用清水浸透，去除薄膜，洗净；鸡肉洗净，剁块。

·将雪蛤膏、鸡块同放入热水中煮3分钟，捞出，与姜汁、葱段、料酒同放入炖盅内。

·将清鸡汤及清水2杯同煮开，倒入炖盅内，加盖，隔水炖5小时，放入少许盐，即可食用。

功效解析

本品具有温中健脾、益气生血的功效。

香辣黄瓜条

原料

黄瓜250克，香油10毫升，白糖10克，白醋15毫升，干红辣椒、姜丝、花椒各适量，盐少许。

做法

·将黄瓜洗净，切成长条，用盐拌匀，腌渍20分钟；干红辣椒切成小斜丝备用。

·白糖放入碗内，冲入开水100毫升凉透，加入白醋调成糖醋汁。

·腌好的黄瓜挤去水分，整齐地放入碗内，浇上调好的糖醋汁。把炒锅置火上，放入香油，下入辣椒丝略煸出辣味，再下入姜丝稍炒，捞出姜丝、辣椒丝放在黄瓜条上。把花椒放入锅内，炸出香味，捞去花椒，将油倒在黄瓜条上，腌渍3小时即成。

功效解析

本品具有利尿、健脾开胃的功效，适合食欲不好的准妈妈食用。

碎米芽菜

原料

鸡脯肉200克，青辣椒2个，红柿子椒1个，芽菜30克，食用油、葱花、鸡精、酱油、花椒粉各适量，盐少许。

做法

·将鸡脯肉剁细；辣椒和芽菜都切成细粒。

·锅内放油烧至七成热时，放肉末炒散，随后放入青、红椒和芽菜，炒匀后，用盐、葱花、鸡精、酱油、花椒粉调味即成。

功效解析

此菜味香爽口，营养丰富，开胃、刺激食欲，尤其适合因早孕反应而食欲缺乏的准妈妈食用。

葱头红烧鱼

原料

鲤鱼1条（重约600克），葱头200克，酱油60毫升，料酒25毫升，白糖30克，盐、醋各少许，姜块5克，花生油500毫升（约耗50毫升）。

做法

·将鲤鱼去鳞及鳃，剖腹去内脏后洗净，切成块，用少许酱油、料酒、盐拌匀，腌渍片刻；葱头去皮洗净，切成丁；姜洗净切片。

·炒锅置火上，放入花生油，烧至八成热，下入鱼块炸至表面金黄，捞出沥油。

·净炒锅置火上，放入花生油烧热，下入葱头丁炒香，放入姜片，倒入鱼块，加入余下的料酒、酱油和白糖及适量清水烧开，用文火烧15分钟左右，转用大火收浓卤汁，淋入醋少许，盛入盘内即成。

功效解析

此菜色泽褐红，葱味香浓，甜中带咸，微有醋香，富含蛋白质、维生素C及钙、磷、铁等多种营养素，具有安胎、通乳的作用。

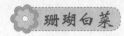 珊瑚白菜

原料

白菜400克，青红椒、冬笋各100克，香菇50克，干辣椒、葱、姜各少许，白糖、醋、植物油各适量，盐少许。

做法

·将青椒、红椒、干辣椒、冬笋、香菇洗净，切成丝。

·锅中倒油烧热，用葱、姜炝锅，再将以上各丝放入煸炒，加白糖、醋、盐调味，装盘待用。

·干辣椒下入热油中炸出红油，待用。

·白菜洗净，切成4块，用沸水焯一下，捞出放入碗内，加盐、白糖、醋拌匀，浇上红油，然后把炒好的五丝放在白菜上即可。

功效解析

此菜具有补肝肾、健脾胃、益气血、养容颜等功效。

 紫菜冬瓜肉粒汤

原料

紫菜1块，冬瓜300克，瘦肉（切粒）80克，鸡蛋1个，姜1片，生抽适量，盐少许。

做法

·将紫菜冲洗净，撕成小块；冬瓜去皮，洗净切粒；瘦肉用生抽、盐拌匀；鸡蛋打散备用。

·烧开一锅水，下姜片、冬瓜粒略滚后，姜片弃去，加入瘦肉粒及紫菜，再滚至瘦肉熟时，加蛋液及盐调味，便可上桌。

功效解析

此菜具有减轻水肿、清热去火的功效。

雪菜黄鱼汤

原料

鲜黄鱼500克，雪菜100克，姜丝、葱段、料酒、高汤、花生油各适量，盐、鸡精各少许。

做法

·将黄鱼宰杀洗净；雪菜洗净，切成碎末。

·锅内放油烧热，放入黄鱼，炸至微黄时加姜丝、葱段略炸，加料酒、盐、雪菜、高汤，煮开后改小火烧一会儿，鱼熟时加少许鸡精，起锅即成。

功效解析

汤汁浓醇，味鲜爽口，具有益气、补虚、健脾、开胃的作用。准妈妈常吃有利于胎宝宝脑细胞的分化。

甜脆银耳盅

原料

水发银耳250克，罐头红樱桃5颗，白糖50克，琼脂5克，香油少许。

做法

·将银耳择洗干净，掰成小朵；红樱桃切成片。

·炒锅置火上，放入清水500毫升，下入琼脂，用小火熬化，下银耳，加白糖，烧沸后熬片刻。

·将若干小碗洗净，抹上香油，分别放入少许樱桃片，倒入熬好的银耳。冷透后放入冰箱，凝成冻时即可食用。

功效解析

此菜含有蛋白质、碳水化合物、矿物质等多种营养成分，具有益气和血、强心补脑、滋阴除火作用，有利孕妇胎盘和胎儿发育，为胎儿生长打下良好基础。

什锦炒饭

原料

米饭150克，虾仁5克，水发海参10克，熟白肉、熟鸡肉、火腿、冬笋、豌豆各10克，花生油适量，盐少许。

做法

·将虾仁、海参、白肉、鸡肉、火腿、冬笋均切成小丁。

·炒勺内放入花生油，加入盐，烧热后将各种配料放入，煸炒片刻，倒入米饭，反复煸炒至米饭松散，有香味时，盛入碗内即成。

功效解析

本品对准妈妈有养血和胃、健脾生血的作用。

玉米面蒸饺

原料

玉米面500克，韭菜300克，粉丝100克，虾皮40克，熟猪油、香油各50克，面粉100克，甜面酱10克，花椒粉3克，盐少许。

做法

·将韭菜择洗干净，切成碎末；虾皮用清水漂洗干净，挤去水分；粉条用水发好剁碎。

·将粉条、虾皮放入盆内，加甜面酱、盐、鸡精、花椒粉拌匀，再放入韭菜末，浇上熟猪油、香油，拌匀成馅。

·锅置火上，加清水370毫升左右，烧沸。玉米面中徐徐倒入开水，用筷子搅拌，倒在案板上稍晾一会儿，用手拌和好；用面粉作扑面，揉搓成细条，揪20个剂子，剂口朝上摆好；再撒上一层面粉，用手将剂子按扁，用擀面杖擀成直径10厘米的圆皮，包入馅料，捏成饺子形，上笼用旺火蒸15分钟即成。

功效解析

本品能调中开胃、利尿消肿。

第五章

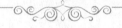

孕2月营养饮食

在进入怀孕第2个月后，很多准妈妈开始出现早孕反应，如恶心、呕吐、挑食、偏食等。而这个时期也是胎宝宝大脑发育和身体生长的重要时期，尽管准妈妈会有种种不适反应，但还应尽最大努力摄取必需的营养素，以保证胎宝宝所需的各种营养。

本月的营养饮食要点

妊娠2个月是胎宝宝器官形成的关键时期，倘若营养供给不足，很容易发生流产、胎儿畸形和死胎。准妈妈要尽量均衡营养，不挑食、不偏食。注意摄入含有适量的蛋白质、脂肪、钙、铁、锌、磷、维生素等的食物，确保胎宝宝正常生长发育。

❀ 重视饮食的质量

妊娠早期，正是胚胎各器官形成和发育的阶段，需要包括蛋白质、脂肪、碳水化合物、矿物质、维生素和水在内的全面营养素。因而准妈妈不可偏食，也不要因妊娠反应而过少进食。为了适应妊娠反应的特点，应依照准妈妈的口味，在饭菜调味上尽量使准妈妈满意，以求能吃多少就尽量吃多少，尽量进食，以满足胚胎发育所需的各种营养。多吃瘦肉、鱼类、蛋类补充蛋白质，每日保持摄入蛋白质100克；多吃蔬菜、水果，补充维生素；多吃含卵磷脂多的食物，如芝麻、花生、核桃、海带等食品。

❀ 掌握少食多餐的原则

腹胀是大多数准妈妈常见的困扰，从妊娠初期到后期都可能发生。因此，准妈妈不妨掌握少食多餐的进食原则，每天吃4~6餐，每餐维持6分饱，避免一次吃进大量食物，不仅可以减轻腹部饱胀的不适感，也有助于孕期体重的控制。

☂ 孕育小百科

妊娠早期，胎宝宝发育缓慢，准妈妈由于妊娠反应，应少食多餐，尽量选清淡、易消化、适合反应期口味的膳食。

❀ 饮食应保证合理均衡

为了提供给胎宝宝良好的成长环境，准妈妈必须注重营养的均衡摄取，让饮食多样化，不偏食、不挑食，才能充分摄取到完整而丰富的营养。孕期饮食应本着丰富多样、适量的原则，粗细搭配。特别注意饮食多样化，多多摄入富含各种维生素及矿物质的新鲜蔬菜和瓜果，保证营养全面均衡。夏天蔬菜多时，多吃一些新鲜蔬菜，秋季水果多时，多吃一些新鲜水果。只有食物种类多样化，才能通过食物提供全面营养素。准妈妈每天摄入的食物种类尽量多一点。

❀ 早孕反应的调理

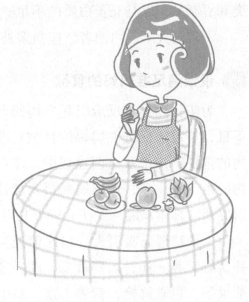

大多数准妈妈在妊娠5~6周会出现恶心、呕吐等妊娠反应，尤其晨起及饭后较为明显，有的还会出现偏食、厌食等。这是正常的生理现象，一般3个月左右可自然消失。这时准妈妈膳食以清淡、易消化为宜，少食油腻食物，吃饭时少喝饮料和汤，不喝咖啡、不食辛辣等刺激性食物。

如有恶心、呕吐现象，可补充维生素B_6，胃口不佳时，补充足量的维生素B_2和维生素C。每天可多吃几餐，每次量要少些。吃饭时要细嚼慢咽。晨起可吃些面包、饼干、馒头等食品，以减轻妊娠反应。多吃些水果和蔬菜，可补充足量的维生素、矿物质和水分。特别是B族维生素的补充，常可减少妊娠反应。孕早期的膳食要注意合理调配，菜的品种多样化，尽量使准妈妈能增加食欲，得到足够的营养。

🌸 注意营养均衡

孕早期胚胎的各器官形成发育需要多种营养，同时还应当考虑到早孕反应的特征，饮食要清淡，适合准妈妈口味，以利于正常进食。不求多，而要保证质量，可口宜食，忌偏食。

· 要做到饮食均衡，正确补充营养，孕期饮食搭配要多样化，以求全面摄入营养素。

· 不需要额外增加主食量，而是应当增加副食的种类和数量，尤其是要注意摄入足够的蛋白质和钙质。

· 平时不习惯吃肉、蛋、乳类高蛋白质食物的女性，可多吃些豆类和豆制品，以补充蛋白质的不足。

· 常吃大米、白面者，应当多补充B族维生素，添加杂粮和粗粮。

🌸 设法满足准妈妈的食欲

为防止因早孕反应引起准妈妈营养不良，要设法促进准妈妈的食欲，在食物的选择、加工及烹调过程中，注意食物的色、香、味，使准妈妈摄入最佳的营养素。具体来说，要注意以下几点：

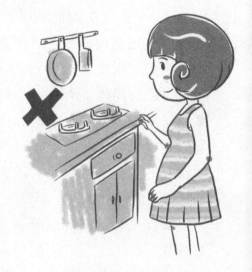

· 食物形态吸引人，口味清淡爽口并富有营养。如番茄、黄瓜、鲜香菇、苹果等，色彩鲜艳，营养丰富，易引起人的食欲。

· 食物要易消化、易吸收，还能减轻呕吐，如烤面包、饼干等。

· 食品要味正，烹调方式要多样化，应尽量选择减少营养素损失的烹调方式。

· 可根据准妈妈的不同情况和喜好，选择不同的原料和烹调方法来加工食物。如准妈妈有嗜酸味的爱好，烹调食物时可用柠檬汁、醋拌凉菜，以增加食欲。

🌸 吃些利于消化的食物

孕早期膳食应清淡易消化。大多数准妈妈在孕早期会出现恶心、呕吐、食欲不振等妊娠反应。因此，处在孕反应时期的准妈妈由于经常感到恶心厌食，选择的食物应该易于消化。

动物性食物中的鱼、鸡、蛋、奶，豆类食物中的豆腐、豆浆，均便于消化吸收，并含有丰富的优质蛋白质，且味道鲜美，准妈妈可经常选用。大米粥、小米粥、烤面包、馒头、饼干、甘薯，易消化吸收，含糖分高，能提高血糖含量，改善准妈妈因呕吐引起的不适。

🌸 努力保障胎宝宝所需的营养

这时虽然呕吐现象仍然持续，但准妈妈应努力摄取必需的营养素，以保障胎宝宝所需的营养。尤其应当摄取更多的蛋白质、铁和钙元素。因为，动物性蛋白质是构成胎宝宝的血液、肌肉等身体组织所必需的营养成分；钙则提构成胎宝宝牙齿、骨骼和血液的重要成分。

另外，婴儿从出生到断乳这段时间所需的铁在胎儿时期便储藏在体内，这时准妈妈还应该充分摄取铁质，以满足婴儿将来的需要。胎宝宝大脑发育的80%在妊娠初期完成，因此，这时准妈妈应该多进食有利于胎宝宝大脑发育的食物，如根类蔬菜、新鲜鱼类、海藻类、豆制品、坚果等。

专家答疑

孕早期可以食用动物肝脏吗？

怀孕早期不要过多食用动物的肝脏，因为动物肝脏尤其是鸡肝、牛肝、猪肝，每100毫克含维生素A平均值是正常饮食量所含的4～12倍，怀孕初期过量摄入维生素A，会影响胎宝宝的正常发育。

本月营养饮食注意事项

这个阶段是胎宝宝各器官分化形成的关键时期，因此，准妈妈特别需要注意营养饮食的全面合理，以避免营养不良或缺乏，对胎宝宝的发育产生不利的影响。

补充水分要适量

在怀孕期间，准妈妈的消耗增加，需水量也随之增加。准妈妈要负担着母子两人的代谢任务，新陈代谢旺盛，主要表现为心跳加速、呼吸急促、容易出汗、排泄增加等，机体的物质消耗量大大增加。同时，呕吐也会使体内液体丢失，出现疲倦，所以需要及时补充水分。对呕吐剧烈的准妈妈，要及时去医院就诊，通过输液补充营养。因此，准妈妈一定要多喝水，一般以每天1200毫升左右为宜。但是，补水不宜过多，如果补水过多，反而会给准妈妈的肾脏增加负担，诱发水肿现象。

多吃绿叶蔬菜

许多准妈妈在妊娠期间不太注重蔬菜的摄入，再加上妊娠期间的饮食一般都做得相当精细，容易使蔬菜中的叶酸等维生素破坏增多。据研究统计发现，在妊娠前后从未服用过含叶酸的多种维生素的女性，或者只在妊娠前服用过多种维生素的女性中，其所生的婴儿神经管缺陷率为3.5%。但是在妊娠头6周服用过含叶酸的多种维生素的女性，婴儿神经管缺陷率只有0.9%。据分析，是叶酸起到了关键性的保护作用。叶酸存在于蔬菜、水果、瓜、豆类以及动物肝、肾等食物中，尤其是新鲜绿叶蔬菜中含量很丰富。

❀ 多食豆制品好处多

准妈妈一定要多吃豆类制品，因为这类食品所含的蛋白质是植物蛋白中最好的一种，其中的氨基酸构成与牛奶相近，而胆固醇含量比牛奶低，并含有不饱和脂肪酸，有利于增加血液中的游离氨基酸。此外，由黄豆制成的豆浆中含有钾、铁、维生素E等对人体有益的元素，是一种理想的营养饮料。实际上，准妈妈在孕期如果特别留意调配自己的膳食，每天吃豆类及豆制品、谷物、植物油、各类蔬菜水果，经常晒太阳，就不必担心营养缺乏。

❀ 吃酸要讲科学

如果准妈妈确实喜欢吃酸性食品，应选择营养丰富且无害的天然酸性食物，如番茄、樱桃、杨梅、石榴、海棠、橘子、草莓、酸枣、葡萄、苹果等新鲜水果和蔬菜。这些食品既可改善孕后发生的胃肠道不适症状，又可增进食欲并增加多种营养素，可谓一举多得。

❀ 多吃富含维生素B_6的食物

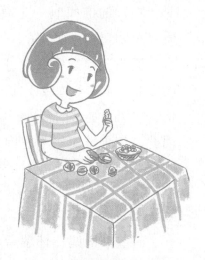

维生素B_6参与人体内蛋白质、脂肪、碳水化合物以及某些激素的代谢。如果摄入不足，就会影响人体对蛋白质等三大产热营养素的吸收，引起神经系统及血液系统的疾病。准妈妈如果缺乏维生素B_6，会加重早孕反应，使妊娠呕吐加剧，反复呕吐不仅会造成脱水与低血糖，还易导致胚胎早期发育不良而死亡。因此，准妈妈要注意摄入富含维生素B_6的食品。维生素B_6在麦芽中含量很高，每天吃一些麦芽制品不仅可以辅助防治妊娠呕吐，而且使准妈妈精力充沛。富含维生素B_6的食品还有香蕉、土豆、黄豆、胡萝卜、核桃、花生、菠菜等植物性食品，动物性食品中以瘦肉、鸡肉、鸡蛋、鱼等含量较多。

通过食物补充铁元素

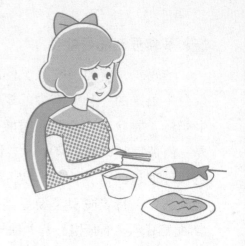

对准妈妈来说，最容易缺乏的元素就是铁。铁的摄取不足易导致贫血，这会增加难产的危险。大部分准妈妈都服用补铁口服液，但在妊娠初期尚不需要服用。妊娠初期服用补铁口服液反而会加重恶心和呕吐症状，最好的方法是通过食物补充。含铁最多的食物有猪肝、鸡肝和羊肝等，这些食品的铁质吸收率也很高。另外，鱼、贝类、牡蛎、豆类、黄绿色蔬菜和海藻类等含铁量也较多。摄取以上食物的同时，最好进食富含蛋白质、B族维生素、维生素C的食物，因为这三种物质有助于人体吸收铁质。

素食准妈妈的营养搭配

吃素的准妈妈一定要多进食豆制品，因为这类食品所含的蛋白质是植物蛋白中最好的一种。素食准妈妈还应该保证摄入足够的铁元素，因为蔬菜当中铁含量相对较少，而且某些物质还会影响人体对铁的吸收。此外，如果你长期吃素，怀孕后就须格外关注自己的饮食结构，以摄取足够的营养，特别是钙、维生素B_6、维生素B_{12}和维生素D。因此，如果准妈妈不吃肉，就应该吃些维生素补充剂，从而保证营养饮食的均衡。

酸菜泡菜要少吃

有些准妈妈在怀孕后想吃酸味食品，少量食用腌菜、泡菜是可以的，但摄入过多对自身和胎宝宝的健康与发育并没有好处。此类食物虽有一定的酸味，但维生素、蛋白质等多种营养几乎丧失殆尽，而且腌菜和酸菜之中存在着亚硝基化合物，这类物质有较强的致癌性，可能诱发多种组织器官的肿瘤。

本月的营养饮食安排

从现在开始，准妈妈不仅要面对恼人的早孕反应，还要考虑如何合理地安排饮食，因为，胎宝宝马上就到了快速成长、急需营养的时候了。

"五色"食物搭配齐全

食物的颜色与人体五脏相互对应，合理搭配，是营养均衡的基础。所谓"五色"，是指白、红、绿、黑、黄五种颜色的食物。每日饮食尽量将五种颜色的食物搭配齐全，做到营养均衡。

♥ 白色食物

白色食物含膳食纤维及抗氧化物质，具有提高免疫力、防癌和保护心脏的作用，如大米、面粉，以及白菜、白萝卜、冬瓜、菜花、竹笋等蔬菜。

♥ 红色食物

红色食物可减轻疲劳、增强记忆，如红肉、红辣椒、胡萝卜、红枣、番茄、草莓、苹果等。

♥ 绿色食物

绿色食物富含叶酸、维生素C、膳食纤维，堪称肠胃的"清道夫"，主要指各种绿叶蔬菜，包括青笋、绿豆、茶叶等。

♥ 黑色食物

黑豆、黑芝麻、黑木耳、乌鸡等黑色食物具有通便、补肾功效。

♥ 黄色食物

黄色食物含丰富的胡萝卜素及维生素C，具有健脾护肝、保护视力等作用，常见的食物有玉米、大豆、南瓜、柿子、橙子等。

🌸 每天吃根香蕉

香蕉含有丰富的叶酸，而体内叶酸、亚叶酸和维生素B_6的储存是保证胎宝宝神经系统正常发育，以及避免无脑、脊柱裂严重畸形发生的关键性物质。此外，香蕉还是钾元素极好的来源，有降压、保护心脏与血管内皮的作用，并且能缓解准妈妈的紧张情绪。香蕉含有丰富的膳食纤维，又有防止便秘的作用，非常适合孕产妇。但需要提醒的是，香蕉有润肠通便的作用，多食会造成腹泻，准妈妈最好每天吃1根香蕉。

🌸 餐后吃个苹果

苹果色艳味美，清香甜脆，营养丰富，是人们最常吃的水果之一。苹果味甘酸、性平，具有润肺化痰、开胃和脾等功效，很适合准妈妈食用。苹果可辅助治疗消化不良，每餐饭后吃一个苹果，对消化不良、反胃有效。苹果中含有较多的锌，锌不仅对机体的生长、修复

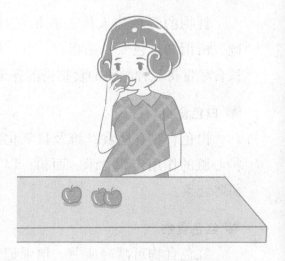

有着重要作用，而且还可以减轻感冒的症状。苹果还含有较多的钾，钾可以促进体内钠盐的排出，对水肿、高血压患者有较好的效果。所以，经常适量食用苹果，对防治妊娠高血压综合征有一定的作用。

🌸 用饮食预防便秘

便秘是准妈妈的常见病和多发病之一，平时要注意进行预防。每天起床后空腹饮一杯温开水，防止因体内缺水而使粪便无法形成。日常饮食中可多食芹菜、菠菜、大白菜、韭菜、香蕉、苹果、薯类以及核桃、花生、芝麻等食品都具有润肠通便的作用，能明显改善便秘状况。并且要忌食油腻、辛辣等不易消化和刺激性强的食物，以防便秘。

❀ 常食鱼肉好处多

鱼肉不但富含优质蛋白质、不饱和脂肪酸、卵磷脂、叶酸、维生素A、维生素B_2、维生素B_{12}等营养物质，还含有钾、钙、锌、铁、镁、磷等多种矿物质元素，这些都是胎宝宝发育必需的营养物质。特别是鱼肉中的多不饱和脂肪酸和牛磺酸，能够促进胎宝宝神经系统和视神经的发育，准妈妈经常吃鱼，胎宝宝会更聪明。

❀ 吃鱼的巧妙搭配

准妈妈在吃鱼时要注意搭配，不但味道更鲜美，营养也会加倍。

♥ 鱼配醋更健康

油炸前，在鱼块中加几滴醋腌3～5分钟，炸出来的鱼块香而味浓。同时，炖鱼时加醋可使蛋白质易于凝固，并有软化骨刺的作用，所含的钙、磷等矿物质元素也更易被人体所吸收。也可以放适量大蒜，与醋一起发挥杀菌作用，吃起来更加安全。

♥ 豆腐配鱼更补钙

鱼肉含有豆腐蛋白质中所缺乏的蛋氨酸和赖氨酸，鱼肉蛋白质中含量较少的苯丙氨酸又以豆腐含量为多，两者合吃可以相互取长补短。同时豆腐中含有大量准妈妈孕期极为需要的钙，而鱼肉又富含可以促进钙质吸收的维生素D，使钙的吸收率提高20多倍。此外，豆腐煮鱼别有风味，不荤不腻，可以促进食欲。

专家答疑

鱼的最佳食用方法？

鱼的烹调方式以清蒸为佳，可以不放油，不但营养丰富，而且味道鲜美，是食欲欠佳的准妈妈的上等佳肴。

❀ 让坚果为孕期加油

随着胎宝宝的长大，你需要大量能够确保自己和胎宝宝的营养，而坚果是补充能量的理想零食。在整个孕期，你不妨挑选几种健康坚果，在满足自己口欲的同时保证身体的健康。

♥ 核桃

核桃含有的磷脂具有增强细胞活力的作用，能增强机体抵抗力，具有补脑、健脑的功效。另外，核桃仁还有镇咳平喘的作用，其中含有很多抗忧郁营养素，有利于缓解孕早期消极的情绪。

♥ 开心果

开心果果仁含有维生素E等成分，有抗衰老的作用，能增强体质。开心果中含有丰富的油脂，具有润肠通便的作用，有助于预防准妈妈便秘。

♥ 瓜子

葵花子所含的不饱和脂肪酸能补充母体所需要的脂肪，还能起到降低胆固醇的作用；中医认为西瓜子味甘、性寒，具有利肺、润肠、止血、健胃等功效。所以，瓜子当零食食用是不错的选择。

♥ 花生

花生的蛋白质含量高达30％左右，其营养价值可与鸡蛋、牛奶、瘦肉等媲美，而且易被人体吸收。花生皮还有补血的功效，可与黄豆一起炖汤，是准妈妈的理想加餐。

♥ 松子

松子含有丰富的维生素A和维生素E，以及人体必需的脂肪酸，具有益寿养颜、祛病强身之功效，可提高准妈妈的免疫力，生着吃或者做成美味的松仁玉米都是不错的选择。

❀ 牛奶有助睡眠

饮食习惯的改变也会影响孕期睡眠质量的好坏，合理饮食很重要。准妈妈必须尽量避免影响情绪的食物，例如咖啡、茶、油炸食品等，尤其是食品中的饱和脂肪酸会改变体内的激素分泌。也不要在睡前吃太多过冷的食物。准妈妈可以在饭后2小时或睡前1小时喝些牛奶，这对睡眠较差的准妈妈会有所帮助。因为牛奶中含有丰富的色氨酸，具有一定的助眠作用，能提高睡眠质量。

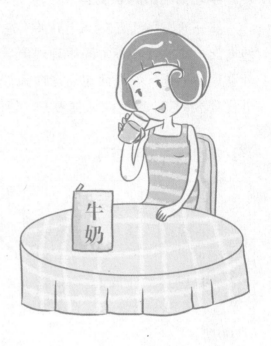

❀ 本月的食物选择

虽然这个时候准妈妈要面临恼人的早孕反应，但一定要注意补充营养，现在正是胎宝宝快速成长、急需营养的时候。下面就为您推荐一些有益于准妈妈在本月食用的食物，以供参考：

·富含维生素B_6的食物，如黄绿色蔬菜、胚芽米、荞麦、鸡蛋、大豆、荞麦面、炒南瓜子。

·富含维生素B_{12}的食物，如牛奶、鱼贝类、猪肉、牛肉。

·开胃健脾的食物，如苹果、枇杷、石榴、米粥、鲈鱼、白萝卜、白菜、冬瓜、山药、红枣等。

·富含维生素C的食物，如番茄、胡萝卜、茄子、白菜、葡萄、橙子等。

·红枣、枸杞子富含矿物质，可冲泡饮用。

孕吐期间的膳食安排

部分准妈妈妊娠5～6周开始有恶心、呕吐、厌食、偏食等症状。轻度的孕吐症状是正常的生理现象。这个时期的膳食原则是清淡、少油腻、易消化，如烤面包、烤馒头等食品。每日可少食多餐，即每餐进食量不要多，以清淡饮食为主，避免过于油腻的食品。

本月一周配餐推荐

本月周一食谱安排

早餐：叉烧包、香蕉酸乳汁

中餐：姜汁蹄花、麻酱莴苣、桑寄生鸡蛋汤、大米饭100克

午点：香蕉1根、面包50克

晚餐：嫩姜鸡脯、姜汁黄瓜、排骨玉米汤、温拌面

晚点：坚果少许、猕猴桃姜汁

本月周二食谱安排

早餐：桂花馒头、鲜牛奶250毫升

中餐：家常煎鳜鱼、炒脆藕、苏梗砂仁莲子汤、花卷100克

午点：香蕉1根、饼干50克

晚餐：粉蒸鸡、凉拌菠菜、什锦豆腐汤、大米饭100克

晚点：牛奶250毫升、什锦水果沙拉

本月周三食谱安排

早餐：鸡汤馄饨、煮鸡蛋1个

中餐：酱香排骨、混炒蔬菜、鲫鱼姜仁汤、大米饭100克

午点：苹果1个、面包50克

晚餐：姜汁鱼头、海米醋熘白菜、荷叶鸡蛋汤、鱼吐司

晚点：坚果少许、生姜芦根饮

本月周四食谱安排

早餐：绿豆沙、鲜牛奶250毫升

中餐：糖醋排骨、开胃三丝、紫菜萝卜汤、大米饭100克

午点：苹果1个、饼干50克

晚餐：凉拌五彩鸡丝、柿椒炒嫩玉米、鸡肝豆苗汤、菠萝炒饭

晚点：坚果少许、洋参西瓜汁

本月周五食谱安排

早餐：绿豆粥、小窝头

中餐：白瓜松子肉丁、素拌五丝、黄瓜银耳汤、什锦炒饭

午点：香蕉1根、面包50克

晚餐：葱头红烧鱼、海米醋熘白菜、排骨玉米汤、米饭100克

晚点：坚果少许、生姜乌梅饮

本月周六食谱安排

早餐：山药桂圆粥、柿饼

中餐：玉兰五花盘、姜米拌莲菜、肉丝榨菜汤、大米饭100克

午点：苹果1个、面包50克

晚餐：糖醋黄鱼、番茄什锦蔬菜碗、雪菜黄鱼汤、什锦炒饭

晚点：牛奶250毫升、柠檬糖

本月周日食谱安排

早餐：橄榄粥、芸豆双色糕

中餐：牛肉炒百合、蒜蓉茄子、养血安胎汤、大米饭100克

午点：香蕉1根、饼干50克

晚餐：红白海米丁、桂花山药、馒头100克

晚点：牛奶250毫升、酸梅冻

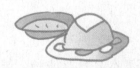

本月营养饮食食谱

良好充足的营养可以促进胎宝宝的大脑发育。只有丰富、均衡的营养，才能适应准妈妈在妊娠期各个阶段生理上的变化，也才能使母子健康。

姜汁黄瓜

原料

嫩黄瓜2根，生姜、白糖、香油各适量，鸡精、盐各少许。

做法

·生姜拍破捣烂，加入少许清水浸泡（浸出姜汁）。

·黄瓜洗净，剖开去子，切成4厘米的粗条，加鸡精、盐、白糖，滴香油，淋入姜汁，拌匀即成。

功效解析

本品具有防止准妈妈呕吐、增强食欲、预防便秘的作用。

香蕉酸乳汁

原料

香蕉200克，酸奶200毫升，柠檬汁250毫升，蜂蜜适量。

做法

·将香蕉去皮，捣烂成泥。

·然后放入洁净的盆内，加入酸奶混合均匀，再调入蜂蜜和柠檬汁即可。

功效解析

本品具有清肠、健胃的功效，非常适合便秘的准妈妈饮用。

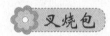 **叉烧包**

原料

面粉500克，叉烧肉300克，酵母、水淀粉、白糖、香油各适量。

做法

·将面粉加水250毫升，再加入酵母和成面团，待面团发起，加适量白糖揉匀，然后揉条下剂。

·叉烧肉切成0.8厘米见方的小片，放入锅中，加少许水烧开，用水淀粉勾芡，淋入香油马上捞出，即成叉烧肉馅。

·把下好的剂子按扁擀成圆皮，包入馅，制成馒头形，在上面用刀轻轻划上十字刀纹，用旺火蒸15分钟即可。

功效解析

本品具有补血益气、补充能量、养阴补虚的功效。

鸡汤馄饨

原料

面粉150克，虾仁、海参、水发香菇各60克，香菜50克，紫菜12克，香油、酱油、鸡汤、葱末、姜末各适量，盐、鸡精各少许。

做法

·将面粉放入碗内，加入清水75毫升和成面团，稍醒发，擀成大薄片，切成若干张方形皮子。

·虾仁剁成蓉，海参切成丁，香菇切成小碎粒。把虾蓉、海参丁、香菇粒放入碗内，加入酱油、盐、鸡精、葱末、姜末及少许香油拌匀成馅。然后分别用馄饨皮包上适量馅。

·锅置火上，放入鸡汤，加入开水煮馄饨，开锅煮熟后，加入紫菜、香菜和余下的盐、鸡精、香油调匀即成。

功效解析

本品可增进食欲，并有助于提高准妈妈自身的免疫力。

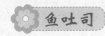 鱼吐司

原料

面包、净鱼肉各150克，蛋清1个，植物油适量，料酒、盐、鸡精、葱、姜各少许。

做法

·将面包去边皮，切成厚4~5毫米的片4块；鱼肉斩成泥，加蛋清、葱、姜、料酒、鸡精一起拌匀。将调好的鱼泥分4份抹在切好的面包上，用刀抹平。

·锅中倒油烧至五成热时，放入鱼吐司，炸至呈黄色后出锅。每块切成8小块，蘸酱（水果酱、虾酱均可）食用。

功效解析

本品软嫩清香，味美可口，能增进准妈妈的食欲。

桂花馒头

原料

面粉500克，鸡蛋4个，白糖100克，桂花30克，青红丝、香油各适量。

做法

·将面粉入笼蒸熟，晾凉擀开。

·鸡蛋打入盆内，加入白糖，用筷子朝一个方向不停地搅打，再加入熟面粉和桂花，用筷子拌匀。

·小瓷碗逐个洗净擦干，抹上一层香油，放进一点青红丝，再倒入搅好的面糊，上笼用旺火蒸熟，取出扣在盘内即可。

功效解析

本品具有补中益气、健脾补虚、醒脑安神的作用。

家常煎鳜鱼

原料

鳜鱼1条，高汤、植物油、蒜片、葱丝、姜片、醋、花椒水、料酒、胡椒粉、水淀粉、香油、甜面酱各适量，盐少许。

做法

·将鳜鱼宰杀洗净，在鱼身两侧划月牙形刀纹，撒上盐、胡椒粉腌20分钟。

·锅置火上，放油烧热，下入腌好的鱼，两面略煎取出。锅内留油，下葱丝、姜片、蒜片煸香，放入甜面酱、高汤、花椒水、料酒，再把鱼回锅，用小火炖熟，用水淀粉勾芡，加入醋，淋入香油，盛盘即成。

功效解析

鳜鱼含有丰富的蛋白质、矿物质和维生素，有补气血、益脾胃的功效。准妈妈常吃此菜，可补充胎宝宝发育所需的优质蛋白质。

麻酱莴苣

原料

莴苣500克，芝麻酱50克，盐、白糖各少许。

做法

·将莴苣洗净，切成长条，用开水烫一下，捞出，控干水分，放置盘中。

·芝麻酱加水适量，调匀，再加入盐和白糖。

·将调好的芝麻酱淋在莴苣上即成。

功效解析

本品含丰富的钙、铁、胡萝卜素、维生素E。莴苣有安胎、保胎的作用。

姜汁蹄花

原料

净猪蹄1000克，生姜50克，葱20克，酱油30毫升，香油25毫升，米醋适量，盐少许。

做法

·将猪蹄劈成两半，放入汤锅内煨至软烂后捞出，稍凉后砍成小块，放入盘内。

·姜、葱洗净，切成碎末，放入一小碗内，再放入酱油、米醋、盐、香油调匀成汁，浇在盘中猪蹄块上，拌匀即可食用。

功效解析

姜、葱具有健胃解毒、杀菌止呕、促进血液循环的作用。猪蹄有滋养胃液、促进食欲之功效。此菜品营养丰富，不腻，有益准妈妈进食。

番茄什锦蔬菜碗

原料

番茄500克，熟鸡蛋2个，土豆50克，胡萝卜、豌豆各25克，沙拉酱适量，盐少许。

做法

·将番茄洗净，用开水略烫，切去蒂，挖去瓤（另用），制成番茄碗备用。

·土豆、胡萝卜分别洗净，用水煮熟，去皮切丁；豌豆煮熟沥水；熟鸡蛋切成小丁。

·土豆丁、胡萝卜丁、豌豆、鸡蛋丁放入碗内，加入盐、沙拉酱拌匀，装入番茄碗内即成。

功效解析

本品有利于准妈妈增加营养素，有清热利尿、消渴解毒、开胃益气之功效。

酱香排骨

原料

小排骨1000克，植物油、甜面酱各2汤匙，蒜末1汤匙，番茄2个，白糖少许。

做法

·将番茄洗净切片，摆放在碟边。

·小排骨用水煮约20分钟，熟软取出。

·锅中倒油，油热后加入甜面酱及蒜末，爆香后倒入煮软的排骨同炒一会儿，再倒入刚煮排骨的高汤半碗，放入白糖少许调味，调小火，汤汁将干即可上碟。

功效解析

此菜风味独特，香味浓郁，富含蛋白质、脂肪和钙、磷、锌及维生素C，准妈妈食用可开胃健脾、增加营养。

牛肉炒百合

原料

新鲜百合200克，牛肉300克，青椒、红椒、葱白、蒜片、色拉油、淀粉、米酒、酱油、白糖、蚝油各适量，盐少许。

做法

·将百合掰开洗净；青、红椒切小块，用酱油、蚝油、白糖拌匀；牛肉切片，加入酱油、色拉油、淀粉拌匀。

·锅内倒油烧热，放入葱白、蒜片爆香，下入牛肉片炒至牛肉变色，倒入百合、青椒、红椒，下盐，起锅前洒入少许米酒即可。

功效解析

本品对身体虚弱的准妈妈特别有益，常食可增加营养，提高身体免疫力。

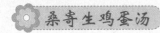

桑寄生鸡蛋汤

原料

鸡蛋2个，桑寄生30克，盐、鸡精各少许。

做法

·将桑寄生洗净，直接放入砂锅内，加入清水适量，置火上煮1小时，过滤去渣取汁用。

·将桑寄生药汁重倒回砂锅内，把鸡蛋打入药汁中，用旺火煮沸，加入少许盐、鸡精调好味，即可食用。

功效解析

桑寄生有补肝肾、强筋骨、除风湿、止漏安胎的作用。鸡蛋营养丰富，富含蛋白质、脂肪、维生素和矿物质，可增强体质，有利于准妈妈安胎。

玉兰五花盘

原料

鱼750克，五花肉100克，玉兰片50克，葱花、蒜片、姜末、酱油、醋、料酒、香油、植物油、高汤各适量，鸡精、盐各少许。

做法

·将鱼洗净，两面打上花刀，过油炸一下，捞出待用。

·锅中倒油烧热，下葱花、姜末、蒜片炝锅，下入五花肉片和玉兰片翻炒，炒好后加酱油、料酒、鸡精、醋和盐少许，再放5勺高汤，把鱼放锅内大火烧开，用微火煨约15分钟，汁剩一半，把鱼翻身捞出，放入盘中，调料也同时捞出，放在鱼上。最后将原汁加上香油和酱油搅匀，淋在鱼身上即成。

功效解析

本品对准妈妈有补肾养血、滋阴润燥、益气和胃的功效。

混炒蔬菜

原料

胡萝卜80克，青椒、红椒、豌豆荚、菜花、蘑菇各50克，白菜100克，蒜末1茶匙，食用油3大匙，白糖1茶匙，蚝油2大匙，盐少许。

做法

·将所有的蔬菜洗净后，切成小块（除豌豆荚）；豌豆荚剥出豌豆粒，洗净备用。

·用中火把油烧热后，爆香蒜末，加入所有蔬菜和适量水一起炒熟，加入白糖、蚝油和盐炒匀。

功效解析

此菜品由于食材多样，可达到营养互补的作用，对准妈妈有促进食欲、抗毒灭菌、调节血糖、降低血压、通便排毒的作用。

青椒炒嫩玉米

原料

嫩玉米粒300克，柿子椒50克，花生油10毫升，白糖适量，盐、鸡精各少许。

做法

·将玉米粒洗净；柿子椒切成小丁。

·炒锅上火，放入花生油，烧至七八成热，下玉米粒，加盐炒2～3分钟，加少许水，再炒2～3分钟。

·放入柿子椒丁翻炒片刻，再加白糖、鸡精翻炒均匀，盛入盘内即成。

功效解析

此菜中的嫩玉米香甜可口，佐以柿子椒，色泽美观，诱人食欲。维生素C和膳食纤维极为丰富，适宜准妈妈便秘时食用，效果极佳。

苏梗砂仁莲子汤

原料

苏梗9克，砂仁5克，莲子10克。

做法

·将莲子去皮、心，放在陶瓷罐中，加清水500毫升，用文火隔水蒸至九成熟后倒入砂锅里。

·在砂锅里加入苏梗、砂仁，再加清水250毫升，用文火煮沸至莲子熟透即成。

功效解析

本品有行气、滋肾、补肝、安胎的作用，适用于胎动不安等症，但阴虚有热者不宜服用。

海米醋熘白菜

原料

白菜心500克，水发海米25克，花生油50毫升，花椒油、酱油、醋、白糖、盐、鸡精、水淀粉、料酒各少许。

做法

·将白菜心切片，放入沸水锅内焯一下，捞出沥干水分。

·炒锅上火，放入花生油。

·待油热后，下海米和酱油、盐、醋、料酒、白糖，加入白菜片翻炒，加水少许。

·待汤沸时，用水淀粉勾芡，放鸡精，淋花椒油，盛入盘内即成。

功效解析

本品具有健脾开胃、除烦解渴、润肠通便、清热解毒的作用。

第六章

孕3月营养饮食

由于胎宝宝体积尚小，所需的营养不在于量的多少，而在于质的好坏。随着孕期的推进，胎宝宝会随之迅速成长和发育，需要的营养也日渐增多。不仅食品的质要求高，而且量也逐渐增多。充足而合理的营养是保证胎宝宝健康成长的重要因素。

本月的营养饮食要点

此时，胎宝宝通过脐带与准妈妈连在一起，从准妈妈那里汲取必要的营养。因此，准妈妈必须摄取足够的营养，适当地增加能量以及碳水化合物的摄入。

摄入含糖食物要适度

脑是消耗能量的器官，虽然脑重只占体重的2%左右，但脑的能量消耗却占全身消耗总能量的20%。葡萄糖是大脑活动的能量来源，具有刺激大脑活动的作用，其原因是它能刺激胰岛素分泌增加，使血液中色氨酸含量提高，色氨酸又可刺激5–羟色胺的产生而增强了大脑神经元的活动，提高智力。糖类能将能量源源不断地提供给大脑，是大脑供能的最佳源泉，但是如果摄入过多又会损害脑的功能，容易造成神经敏感和神经衰弱等各种大脑障碍，表现为宝宝出生后易哭闹、吃奶差等。所以准妈妈在妊娠期间摄入的糖类物质要适度。

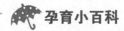

孕育小百科

准妈妈必须每日摄入各种营养素，以保证自身的健康与胎宝宝发育所需的营养。

足量摄取谷类食物

谷类是膳食中B族维生素的重要来源，其中烟酸、维生素B_1、维生素B_2等是胎宝宝神经系统发育所必需的。谷类食物也含有一定的植物固醇和卵磷脂，可促进胎宝宝神经发育。B族维生素对孕期反应如妊娠剧吐具有很好的缓解作用，能够促进消化液的分泌，增进食欲。因此，为了增进健康和舒适感，准妈妈要摄入足够量的谷类食物，每日食用量应不少于150克。而且品种要多样，要经常粗细粮搭配，以获取全面均衡的营养。

🌸 确保矿物质元素的供给

矿物质元素对胎宝宝器官的形成和发育有重要的作用。从怀孕早期开始，准妈妈就要注意矿物质的摄入，奶类、豆类、海产品等含有丰富的钙和磷，若钙和磷的摄入不足会影响骨骼的发育；如果缺锌可导致胎宝宝生长迟缓、骨骼和内脏畸形，而肉类、动物肝脏、蛋类、花生、核桃、麦胚、豆类、牡蛎等含较多的锌；如果铜的摄入不足，也可导致胎宝宝中枢神经系统发育不良等，膳食中铜的最佳来源是牡蛎等海产品和动物肝脏，粗粮、坚果和豆类等也是较好的来源。怀孕头3个月摄取的镁的数量关系到新生儿的身高、体重和头围大小，在色拉油、绿叶蔬菜、坚果、大豆、南瓜、甜瓜和全麦食品中都很容易找到镁的身影。

🌸 奶制品摄入不可少

奶类是营养成分齐全、容易消化吸收的天然食物，分为鲜奶及由鲜奶加工制成的炼乳、奶粉、调制奶粉、奶油、奶酪等奶制品。奶中蛋白质约含30％，消化吸收率高，利用率高，属优质蛋白质。奶中的脂肪含量约为30％，均匀分布在乳浆中，容易消化吸收，其中含有重要的人体必需的脂肪酸。奶中所含碳水化合物为乳糖，其含量比人乳

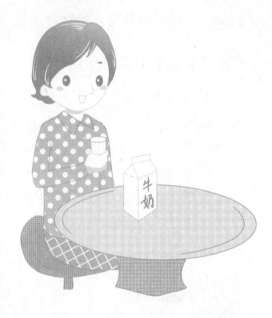

低，乳糖有调节胃酸、促进胃肠蠕动的作用，有利于钙的吸收和消化液的分泌。由于乳糖能促进肠道乳酸菌的繁殖，从而能抑制腐败菌的生长，有利于改善胃肠功能。准妈妈每天喝1杯牛奶，会使胎宝宝的体重平均增加41克。

🌸 通过食物来减压

孕期准妈妈难免会出现压力大的情况，准妈妈可以通过"吃"的方法缓解精神压力。

·粗粮类：小米、玉米面、荞麦面、豆面等谷物，富含人体所需的氨基酸及其他优质蛋白质、各种矿物质钙、磷、铁以及维生素B_1、维生素B_2、维生素A、烟酸等。可以调节内分泌，平衡情绪，松弛神经。

·坚果类：核桃、榛子、松子等坚果，因含有微量元素铜、锌等，又有较多的不饱和脂肪酸，能够激活大脑的神经反射活动，补充大脑营养，强健大脑系统，缓解由于长期脑力活动带来的疲劳。

·蔬果类：香蕉、番茄、洋葱、菠菜等新鲜果蔬，是为人体提供维生素的最佳来源。具有缓解心理压力的作用，尤其B族维生素可以营养神经，调节内分泌，达到舒缓情绪、松弛神经的效果。

🌸 食用富含膳食纤维的食物

准妈妈由于胃酸减少，体力活动减少，胃肠蠕动缓慢，加之胎宝宝挤压肠部，肠肌运动乏力，常常出现便秘，严重时可引发痔疮。如果准妈妈进食大量高蛋白、高脂肪的食物，而忽视蔬菜的摄入，就会使胃肠道内膳食纤维含量不够，不利于食糜和大便的下滑。而膳食纤维有刺激消化液分泌、促进肠蠕动、缩短食物在消化道通过的时间等作用。膳食纤维在肠道内吸收水分，使粪便松软、容易排出。

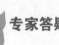

专家答疑

孕期不爱吃粗粮，宝宝出生后易患肠胃疾病吗？

据研究证明，如果准妈妈怀孕时很少吃富含膳食纤维的蔬菜、粗粮等食物，其子女将来患肠疾的可能性将增加。

饮食口味宜清淡

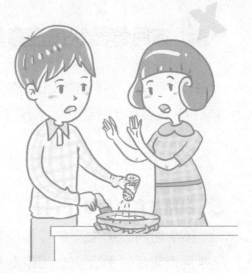

从现在开始，准妈妈要减少食盐量，因为盐中含有大量的钠。在孕期，由于准妈妈肾脏功能减退，排钠量相对减少，从而易导致水电解质失衡，引起血压升高，导致心脏功能受损。如果体内的钠含量过高，血液中的钠就会由于渗透压的改变，渗入到组织间隙中形成水肿。因此，多吃盐会加重水肿并且使血压升高，甚至引起妊娠高血压等疾病。然而，长期低盐也会有负作用，正常情况下，准妈妈每日的摄盐量以5克为宜。

坚持写饮食日记

准妈妈坚持写孕期饮食日记听起来好像很复杂，但只需几天，你就会惊讶地发现，真正了解自己的孕期饮食习惯，并做出改进是多么容易的事。把你一天中都吃了什么快速地记在上面，你一定会因此受益匪浅，这对改善你的孕期营养状况大有帮助。那么该如何写孕期饮食日记，又都该写什么呢?

·边吃边写：不要在睡前再回忆今天都吃了什么，更不要在一周结束的时候才去回忆。

·什么都要写：把孕期饮食日记放在包里，随时记下你吃过喝过的全部东西，从一罐苏打水到你从同事桌上拿来的几块饼干都要算上。这类零食最容易被忽略，但对孕期健康却有很大的影响。

·别忽略细节：一定要写明面包是否涂了果酱，汉堡里是否有奶酪，汤里是否泡饼了。

·要诚实：没人会因此指责你，这只是给你自己看的。所以，不要假装自己的孕期饮食很健康。

本月营养饮食注意事项

由于早孕反应，准妈妈常会出现消化不良、食欲不振等情况。这就需要准妈妈在饮食中注意一些膳食方式与方法，以避免引发更多的不适。

孕期节食的危害

怀孕期间，胎宝宝从母体经胎盘和血液中汲取营养。不管母体的营养是否充足，胎宝宝会无限制地从母体血液中汲取正常发育所需要的一切物质。所以，准妈妈应尽量避免节食，尤其不要减少胎宝宝必需的营养成分的摄取。此外，孕期节食对你自己的身体也是有害的。以减肥为目的的饮食往往会使你缺铁、缺叶酸以及其他重要的维生素和矿物质。体重上升是健康孕期的一个最为主要的迹象。孕中期是准妈妈体重明显增加的阶段。保证良好的饮食，体重随着孕期推进适当增长的准妈妈才有可能生下健康的宝宝。

避免烹饪中维生素的流失

蔬菜、谷米清洗时，不要在水里泡过长时间，以免造成营养物质流失。特别是维生素 C 和 B 族维生素，在水里泡的时间过长很容易损失。

烹调菜肴时要做到高温快速加工。如果加热时间过长，不但维生素受到破坏，从颜色和口感上都会受影响。

煮青菜、煮豆以及做米粥时，严禁用小苏打，因为小苏打对食物中的营养素破坏很大，如水溶性维生素C和B族维生素，它们在碱性环境中会受到破坏和损失。因此，人们在使用小苏打烹饪时应适可而止。

❀ 不要食用罐头食品

很多准妈妈为了图方便，每天吃些罐头或方便面。但是，从健康角度来说，过多的罐头食品对准妈妈并无好处。罐头食品在生产过程中，为了使色佳味美，加入了一定量的食品添加剂，如人工合成色素、香精、甜味剂等。另外，几乎所有的罐头食品均加入防腐剂，即使是添加标准范围内，但如果过多食用也会在体内蓄积，带来各种副作用，这对准妈妈尤其是胎宝宝的发育非常不利。因为，母体摄入较多防腐剂后，体内各种代谢酶的活性都会受到影响，从而波及胎宝宝。还有很多罐头中都加入了很多盐类，准妈妈过多食用可能会加重水肿。罐头中的化学制剂直接影响胎宝宝的正常生长发育，甚至会造成流产、早产、死胎和胎宝宝畸形等，准妈妈最好不要食用罐头食品，以免对胎宝宝造成伤害。因此，准妈妈在补充营养时，还是以新鲜天然食品来补充营养素为好。

❀ 方便面要少吃

怀孕早期，要形成良好的胎盘及丰富的血管，特别需要优质蛋白质和脂肪酸，它们对胎宝宝大脑的发育有着至关重要的作用。而方便面多是经过油炸后干燥密封包装而成的，放置时间过长的方便面中的油脂可被空气氧化分解，生成有毒的醛类过氧化物，吃后可引起头痛、发热、呕吐、腹泻等中毒现象，会影响胎宝宝生长

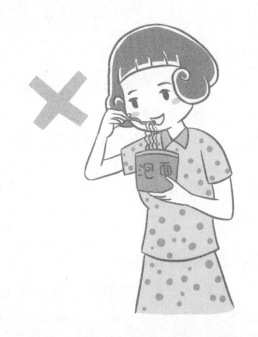

发育，造成新生儿体质不足。若准妈妈过多食用方便面，就会使维生素、蛋白质摄入不足。因此，准妈妈最好少吃方便面。

吃火锅需要注意的问题

吃火锅时除了要注意食物营养外，准妈妈还需特别注意以下问题：

·火锅太远勿强伸手：假如火锅的位置距自己太远，不要勉强伸手够食物，以免加重腰背压力，导致腰背疲倦及酸痛，最好请丈夫或朋友代劳。

·加双筷子免沾菌：准妈妈应尽量避免用同一双筷子夹取生熟食物及进食，这样容易将生食上沾染的细菌带进肚里，而造成腹泻及其他疾病。

·自家火锅最卫生：准妈妈喜爱吃火锅，最好自己在家准备，除汤底及材料应自己安排外，食物卫生也是最重要的。切记，无论在饭店或在家吃火锅时，任何食物一定要烫至熟透，才可进食。

·降低食量助消化：怀孕期间可能会出现呕吐、反胃现象，因此消化能力自然降低。吃火锅时，准妈妈若胃口不佳，应减慢进食速度及减少进食量，以免食后消化不了引起不适。

荔枝虽好莫过量

荔枝虽好，但也不能过量食用。准妈妈吃荔枝每次以100～200克为宜。如果大量食用可能会引起高血糖。如果血糖浓度过高，可导致糖代谢紊乱，使糖从肾脏排出而出现糖尿。反复大量吃荔枝可使血糖浓度持续增高，这样有可能导致巨大儿，容易并发难产、滞产、死产、产后出血及感染等。所以，对于准妈妈而言，千万别一时贪吃，不顾血糖变化。

腹泻的食物调理

准妈妈如果发生腹泻，在饮食上一定要注意卫生，要多食用高蛋白、富营养、少油腻、易消化吸收的食物。多吃流食，如牛奶、菜汁、果汁、蛋汤、软面、稀粥等水分丰富的食物，可以补充腹泻时损失的大量水分。

🌸 走出菠菜补铁的误区

有人误认为菠菜富含铁质，多吃菠菜可供给人体较多的铁，以利补血，或者对胎宝宝生长发育有益。其实，菠菜中铁的含量并不比肉类、鸡蛋多，其主要成分是草酸，而草酸对人体所需的重要营养素锌、钙有着不可低估的破坏作用。锌和钙是体内不可缺少的矿物质元素，如果锌、钙被草酸破坏，将给准妈妈和胎宝宝带来严重危害。如果人体缺锌，人就会感到食欲不振、味觉下降；宝宝一旦缺钙，有可能发生佝偻病，出现鸡胸、罗圈腿以及牙齿生长迟缓等现象。因此，不可把菠菜作为富含铁的食物食用。另外，在进食菠菜时，务必将菠菜焯水或煮熟，以去掉其中的草酸。

🌸 骨头汤并非熬的时间越长越好

骨头汤非常美味，很多准妈妈把骨头汤当作滋补佳品。但你知道吗？熬骨头汤可是非常有讲究的。有人认为汤熬煮的时间越长越浓，营养物质也就越丰富，味道也越鲜美。其实，就营养吸收来说，并非熬的时间越长越好。这是因为，动物骨骼中所含的钙质是不易分解的，不论多么高的温度，也不能将骨骼中的钙质溶化，反而会破坏骨头中的蛋白质、维生素。正确的熬法是用高压锅或砂锅煮至骨头酥软即可。这样，汤中的维生素等营养物质损失不大，骨髓中含有的矿物质元素也能被人体吸收。

专家答疑

为什么在熬骨头汤时要加醋？

在熬骨头汤时加些醋，是为了能使骨头里的磷、钙更好地溶解到汤里。

乳制品可缓解胃灼热

有一些准妈妈从怀孕第2个月开始直至分娩，经常感到胃部不适，有烧灼感，出现"烧心"痛，并在胸骨后向上放射。甚至在两顿饭之间不停打嗝，有时烧灼感加重，变成烧灼样痛，病痛的部位在剑突下方，医学上称妊娠期胃灼热症。为预防胃灼热症，在生活中应注意以少食多餐的方式来减轻胃的负担，避免肠胃负担过重。饭后避免平躺，尽量保持上身直立姿势至少半个小时。避免食用容易引起胃灼热的食物，比如辛辣、油腻的食物。饭前可喝牛奶、吃淡奶酪或低脂冰激凌。乳制品可以在胃壁上形成一层保护膜，因此可有效减轻胃酸的烧灼。另外，避免食用油炸食物，高油脂的食物由于较难消化，因此停留在消化道的时间相对较久，易导致胀气。

注意夏季饮食的卫生

盛夏时节，准妈妈可多吃些清淡且富含蛋白质和矿物质的食物，忌油腻、辛辣及含咖啡因的饮食。冷冻、过咸、腌制类食物进食要适度。平常可以多喝点绿豆汤和白开水，防止温度过高时由于脱水导致中暑。饮食要经常换花样，以满足营养需要。另外，夏季病原体易滋生繁殖，进食瓜果蔬菜一定要注意饮食卫生，生吃水果前必须洗净。不到卫生状况差的餐馆就餐，以免病从口入，危及母婴健康。

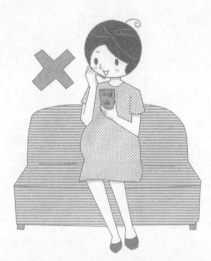

本月的营养饮食安排

准妈妈要继续补充营养，确保碳水化合物、矿物质等营养素的摄入。同时，还要避免摄入过量的高盐、高脂食品，否则将对准妈妈和胎宝宝都产生不利影响。

吃番茄的正确方法

番茄酸甜可口，其所含的番茄红素具有极强的清除自由基的能力，还有预防心脑血管疾病、提高免疫力、延缓衰老等功效，是很多准妈妈的心仪食品。但在食用番茄时，要注意以下几个方面的问题。

·要选择个大、圆润、丰满、外观漂亮的食用：不要吃长有赘生物的番茄，这种番茄可能是添加过多农药、抗生素所致，食用后有可能不利健康。

·不吃未成熟的番茄：因为青色的番茄含有大量的有毒番茄碱，准妈妈食用后，会出现恶心、呕吐、全身乏力等中毒症状，对胎宝宝的发育有害。

·不要空腹吃：番茄含有大量的胶质、有机酸等成分。这些物质容易与胃酸起化学反应，会刺激胃黏膜而出现不适。

重视植物油的摄入

人体所需的必需脂肪酸，如亚油酸、亚麻酸和花生四烯酸等，是不能通过人体自身合成的，只能靠食物供给。而植物油中此类脂肪酸含量相当丰富，动物油中含量相对较少。如果准妈妈食用植物油过少，就会缺乏必需脂肪酸，有可能引起皮肤粗糙、头发易断、皮屑增多等症状；胎宝宝出生后则易患湿疹，其特点是皮肤剧烈瘙痒，多种形态的皮肤损害反复发作。准妈妈食用植物油也要适量，并且最好选择橄榄油。

🌸 绿豆是最好的食疗佳品

赖氨酸是人体必需的氨基酸，它是合成蛋白质的重要原料，可以提高蛋白质的利用率，从而增进食欲和消化功能。绿豆中赖氨酸的含量高于其他食物。此外，绿豆还富含淀粉、脂肪、多种维生素及锌、钙等矿物质。中医认为，绿豆性寒味甘，有清热解毒、消暑止渴、利水消肿之功效，是准妈妈补锌及防治妊娠水肿的食疗佳品。

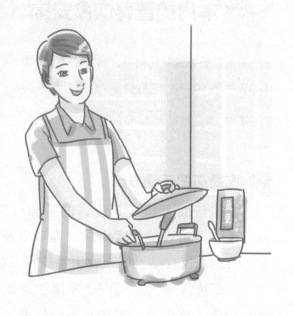

🌸 多食萝卜好处多

我国有些地方流传着这样一句话："萝卜上了街，药铺不要开。"的确，尽管萝卜只是一种极普通的根茎类蔬菜，但是，其营养及药用价值却很高。它富含木质素，能够大大增强身体内巨噬细胞的活力，从而吞噬有害细胞。同时，萝卜中的钙、磷、铁及维生素A、维生素B_1、叶酸等，都是有益于妊娠的营养素，非常适合准妈妈食用。

青萝卜所含维生素C比苹果高6倍。胡萝卜富含维生素A原，可以防治夜盲症及胆结石。萝卜中的糖化酶能够分解食物中的淀粉及脂肪，有利于人体充分吸收。关于萝卜还有很多食疗药方。取萝卜汁拌入蜂蜜顿饮，可以辅助防治妊娠高血压；用萝卜汁漱口，可辅助治疗口疮；萝卜汁加少许姜汁口服，可辅助治疗咽炎及失声不语；取萝卜汁少许滴入鼻内，可辅助治疗鼻衄；取萝卜汁外洗，可辅助治疗滴虫性阴道炎；用萝卜煮鸡蛋，可辅助治疗慢性支气管炎等。

💠 每周吃1~2次海带

海带富含碘、钙、磷、硒等多种人体必需的矿物质元素，其中钙含量是牛奶的2倍，含磷量比所有的蔬菜都高。海带还含有丰富的胡萝卜素、维生素B_1等维生素，有美发、减肥、降压、消肿等功效，故有"长寿菜"之称。海带因含碘量高达5%~8%，还富含铁，为准妈妈补碘及防治妊娠贫血的食疗佳品。准妈妈只要保证每周吃1~2次海带，就可满足孕期碘之需要。海带的胶质能促使体内的放射性物质随同大便排出体外，从而减少放射性物质在人体内的积聚，可以降低准妈妈遭受放射性辐射的危害。

💠 本月的食物选择

本月准妈妈要注意多摄取铁元素，同时以3小时为间隔摄取有助于铁元素吸收的维生素C。多食用胡萝卜、松蘑、甘蓝、黄豆芽等食物有益于身体健康。下面就为您推荐一些适合准妈妈在本月食用的食物，以供参考。

·富含蛋白质的食物，包括口蘑、松蘑、猴头菇、芸豆、绿豆、蚕豆、牛蹄筋、海参、贝类、牛奶等。

·富含膳食纤维的蔬菜，如芹菜、韭菜、菠菜、豆角、豆芽、胡萝卜等。

·还可以摄取绿豆、黄瓜、茄子等略带涩味的食物。

 专家答疑

哪些零食有助胎宝宝大脑发育？

有利于胎宝宝大脑发育的零食主要有：花生、瓜子、腰果、开心果等坚果类食品，因为这些食品中富含DHA。所以，为了胎宝宝准妈妈要经常吃以上零食。

🌸 本月每日营养素摄入量参考

本月每日膳食营养素参考摄入量为：蛋白质70克，脂肪20～30克，钙800毫克，磷700毫克，钾2500毫克，钠2200毫克，镁400毫克，铁15毫克，碘200微克，锌11.5毫克，硒50微克，维生素A800微克，维生素D5微克，维生素E14毫克，维生素$B_1$1.5毫克，维生素$B_2$1.7毫克，维生素$B_6$1.9毫克，维生素B_{12}2.6微克，维生素C100毫克，叶酸600微克，烟酸15毫克，胆碱500毫克。

🌸 本月一周配餐推荐

本月周一食谱安排

早餐：南瓜粥、煮鸡蛋1个

中餐：芥菜炒肉末、大蒜蹄筋、佛手姜汤、大米饭100克

午点：香蕉1根、面包50克

晚餐：清汤鸡、韭菜炒鸡蛋、紫菜萝卜汤、鱼吐司

晚点：乌骨鸡糯米粥

本月周二食谱安排

早餐：桂花馒头、鲜牛奶250毫升

中餐：香质扣肉、醋渍小菜头、鲫鱼姜仁汤、大米饭100克

午点：香蕉1个、饼干50克

晚餐：猪肉芦笋卷、混炒蔬菜、肉丝榨菜汤、大米饭100克

晚点：红枣姜糖饮

本月周三食谱安排

早餐：什锦甜粥、豆腐馅饼

中餐：酸菜炒牛肉、双耳猪脑羹、清炖牛肉汤、大米饭100克

午点：苹果1个、面包50克

晚餐：鸡脯扒小白菜、豆苗银耳、核桃鸡蛋汤、番茄鸡蛋卤面

晚点：牛奶玉米羹

本月周四食谱安排

早餐：玉米面发糕、咸豆浆

中餐：姜汁蹄花、醋熘白菜、养血安胎汤、大米饭100克

午点：苹果1个、面包50克

晚餐：清炖鲫鱼、桂花山药、荷叶鸡蛋汤、三鲜炒饼

晚点：牛奶250毫升、核桃仁酪

本月周五食谱安排

早餐：柿饼、姜汁牛奶

中餐：肉丝拌腐皮、三色银芽、佛手姜汤、大米饭100克

午点：香蕉1根、饼干50克

晚餐：苋菜牛肉豆腐羹、拌合菜、鸡肝豆苗汤、大米饭100克

晚点：蜂蜜蔗汁

本月周六食谱安排

早餐：地黄糯米粥、煮鸡蛋1个

中餐：宫保鸡丁、姜米拌脆藕、紫菜冬瓜肉粒汤、大米饭100克

午点：香蕉1根、面包50克

晚餐：银耳肉蓉羹、翡翠豆腐、苏梗砂仁莲子汤、温拌面

晚点：牛奶250毫升、芸豆双色糕

本月周日食谱安排

早餐：百合糕、麦门冬粥

中餐：南瓜蒸肉、香醋莲藕、排骨玉米汤、大米饭100克

午点：苹果1个、饼干50克

晚餐：西湖醋鱼、炝圆白菜、排骨玉米汤、什锦炒饭

晚点：甘蔗生姜汁

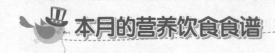

本月的营养饮食食谱

　　孕3月，胎宝宝体积尚小，所需的营养重质不重量。但随着胎宝宝渐渐成长和发育，营养的需求量也日渐增多，尤其要重视蛋白质、碳水化合物和维生素较多的食物的供给。

三鲜炒饼

原料

　　大饼125克，水发海参、熟虾仁、熟鸡肉共60克，净竹笋20克，油菜120克，熟火腿10克，花生油40毫升，酱油、料酒各适量，葱末、姜末、蒜末、盐、鸡精各少许。

做法

　　·将大饼切成丝；海参、鸡肉、火腿、竹笋、油菜均切成片。把水加入锅中，烧开后加入海参片、竹笋片、油菜片稍焯，捞出沥水。

　　·锅置火上，放入花生油烧热，下入饼丝煸炒至金黄色，盛入盘中。原锅放入余下的花生油，下入葱末、姜末、蒜末爆香，倒入虾仁、海参、鸡肉、火腿、竹笋、油菜煸炒片刻，烹入料酒，加酱油、盐、鸡精调好味，捞出各料，锅中留汁备用。

　　·煸炒好的饼丝回锅翻炒几下，使汁浸入饼内，盛入盘中，再把料汁淋在饼丝上即可。

功效解析

　　本品具有滋阴补虚、增进食欲的作用，尤其对身体虚弱的准妈妈是极好的美味佳肴。

乌骨鸡糯米粥

原料

乌骨鸡1只，糯米100克，葱白适量，花椒、盐各少许。

做法

将鸡去毛及内脏，切块煮烂，再放入糯米及葱白、花椒、盐，一起熬煮成粥。

功效解析

本品有益气养血、止崩安胎的作用。适用于妊娠期间气虚血亏而致的胎动不安，也适用于因脾虚血亏而致的崩漏下血或淋漓不止、血色淡、质薄、面色苍白或虚浮，身体倦怠，四肢不温，气短懒言等症。

番茄鸡蛋卤面

原料

面条200克，番茄150克，鸡蛋2个，花生油20毫升，白糖3克，姜丝5克，鲜汤100毫升，盐少许。

做法

·将番茄洗净，切成滚刀块；鸡蛋磕入碗内，搅打均匀，加少许盐调一下，放入八成热的油锅内炒熟。

·炒锅置火上，放入花生油烧热，下入姜丝爆出香味，倒入番茄，加入盐和白糖、鲜汤煮开，放入炒熟的鸡蛋，稍煮成卤。

·煮锅置火上，放入清水烧沸，下入面条煮开，加凉水少许，再煮开，将面条捞入碗内，加入番茄鸡蛋卤拌匀即成。

功效解析

本品对准妈妈有健胃消食、生津止渴、润肠通便、去斑养颜、提高免疫力的作用。

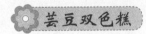 芸豆双色糕

原料

芸豆100克，枣泥50克，红糖30克，糖桂花5克。

做法

·将芸豆洗净，用温水泡软发涨，加清水适量，煮至豆熟烂取出，放在洁净的纱布里，使劲揉搓成泥备用；枣泥放入大碗内，加入红糖、糖桂花拌匀。

·芸豆泥放在案板上，摊平成长方形（约1厘米厚的长片），将枣泥置上面摊抹一层（要均匀），然后纵向卷起，再用刀与糕垂直方向切成片，整齐地放在盘中，即可食用。

功效解析

此糕对准妈妈具有补血益气、温中健脾、养心安神、降逆止呕、润肠通便、增强抗病能力的作用。

豆腐馅饼

原料

豆腐250克，面粉250克，白菜1000克，肉末100克，海米25克，香油25毫升，葱、姜各适量，鸡精、盐各少许。

做法

·将豆腐捏散，白菜挤去水分，切碎，加入葱、姜、鸡精、盐、肉末、海米调成馅。

·面粉加水揉成面团，揉好后分成10等份，然后每一个小面团擀成小汤碗大的皮子，两张面皮中间放一团馅。再用小汤碗一扣，去掉边沿，即成一个很圆的豆腐馅饼。

·馅饼放入油锅中煎成两面金黄即可。

功效解析

本品具有益气补虚、清热润燥、提高免疫力的作用。

西湖醋鱼

原料

青鱼1条（200克），葱末、姜末、白糖、醋、酱油、水淀粉、香油、植物油各适量，盐少许。

做法

·将青鱼去鳞和内脏，洗干净，在脊椎部肉厚处切多刀，然后放在开水中烫熟即可盛出，放在鱼盘内。

·炒锅上火，放植物油烧热，煸炒葱末、姜末，放入水、醋、白糖、盐、酱油，用水淀粉勾芡，浇在已煮好的鱼上，再淋上少许香油即成。

功效解析

此菜具有促进血液循环、滋补开胃的功效，非常适合准妈妈食用。

宫保鸡丁

原料

花生仁100克，鸡脯肉100克，花生油、葱、姜、蒜、干辣椒、花椒、酱油、醋、白糖、料酒、水淀粉各适量，盐、鸡精各少许。

做法

·将鸡脯肉切成丁，放入碗中，用少许盐、料酒、水淀粉调匀码味；葱切成马耳朵状，姜、蒜切片，干辣椒切段；另用料酒、白糖、鸡精、酱油、水淀粉勾芡汁备用。

·锅内放花生油烧热后，放花椒炸至快焦时捞出。放干辣椒炒成紫黑色时，放入鸡丁，炒散，加入姜、葱、蒜，炒出香味后，倒入芡汁，再加几滴醋。最后加入花生仁，翻炒均匀即成。

功效解析

本品具有养阴补虚、健脾和胃的功效，很多准妈妈都喜欢食用。

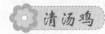 **清汤鸡**

原料

熟白鸡肉、净冬瓜各350克，鲜汤500毫升，料酒10毫升，酱油、鸡精、葱段、姜片各适量，盐少许。

做法

·将熟白鸡肉去皮，切成菱形块，整齐地码入盆内，加鲜汤、酱油、盐、鸡精、料酒、葱段、姜片，上笼蒸透，取出，拣去葱段、姜片，把汤汁滗入碗内待用。

·冬瓜洗净切块，放入沸水锅内焯一下，捞出码入盆内的鸡块上，将盆内的冬瓜块、鸡块一起扣入汤盆内。

·炒锅上火，倒入碗内的汤汁，烧开撇去浮沫，盛入汤盆内即成。

功效解析

准妈妈常食此菜，有益气养血、滋养五脏、生精添髓等功效。

鸡脯扒小白菜

原料

小白菜1000克，熟鸡脯250克，花生油10毫升，料酒10毫升，牛奶50毫升，水淀粉、葱花、鸡汤各适量，盐、鸡精各少许。

做法

·将小白菜去根，洗净，每棵劈成4瓣，切成段，用开水焯透，捞出用凉水过凉，理齐放入盘内，沥去水分。

·炒锅上火，放入花生油烧热，下葱花炝锅，烹料酒，加入鸡汤和盐，放入鸡脯和小白菜，用旺火烧开，加入鸡精、牛奶，用水淀粉勾芡，滑入盘内即成。

功效解析

此菜含有丰富的蛋白质、钙、磷、铁、胡萝卜素、烟酸和维生素C，有利于胎宝宝生长发育。

大蒜蹄筋

原料

猪蹄筋250克，大蒜250克，莴笋250克，大葱、姜、胡椒粉、料酒、水淀粉、植物油、奶汤各适量，盐、鸡精各少许。

做法

·将猪蹄筋洗净，入沸水锅焯烫，捞出放入奶汤内煮烂；莴笋去皮切成长条。

·锅内放油烧热，分别放入大蒜、莴笋略炸一下，再将大蒜放入碗内上笼蒸烂。

·将葱、姜放入热油锅中煸香，放入奶汤煮沸，捞出葱、姜，下入猪蹄筋、莴笋、料酒、胡椒粉、大蒜、盐煮入味，盛入盘中，汤汁用水淀粉勾芡，放入鸡精调味即成。

功效解析

本品能增强细胞的生理代谢，使皮肤更富有弹性和韧性，可减轻妊娠纹。

猪肉芦笋卷

原料

猪肉100克，芦笋100克，料酒、姜、蒜末、咖喱粉、黑胡椒粉各适量，盐少许。

做法

·将料酒、姜、蒜末把猪肉片腌制10~15分钟。

·芦笋洗净，去根去皮，切成长短适中的段。

·用腌好的猪肉包住芦笋段。

·把包好的卷撒上咖喱粉、盐和黑胡椒粉，放入烤箱中烤7分钟左右即可。

功效解析

此菜品能帮助准妈妈增进食欲，促进消化。

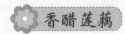 **香醋莲藕**

原料

莲藕中段400克，醋40毫升，香油10毫升，姜末1克，盐少许。

做法

·将莲藕洗净，用刀去节，刮净外皮，切成铜钱厚的圆片，用凉水淘一下，放入开水锅内略焯，见其透明时捞出。

·莲藕放入盘内，加入盐、姜末、醋、香油，拌匀即成。

功效解析

此菜脆嫩爽口，含有丰富的碳水化合物、维生素C及钙、磷、铁等多种营养素。莲藕有安神、养胃、滋阴、止血、止泻功效，有利保胎，防止流产，极适宜孕产妇食用。

醋熘白菜

原料

白菜叶300克，花生油15毫升，醋25毫升，酱油、白糖、姜末各适量，盐少许。

做法

·将白菜叶洗净，切成2厘米长的条，再切成3厘米长的斜方片。

·锅上火，放入花生油，用旺火烧热，放入姜末炒出香味时，放入白菜片，翻炒几下，加入白糖、酱油、盐炒匀，再烹入醋急炒，待闻到醋香味时，出锅即成。

功效解析

本品酸甜可口，增进食欲，促进消化。白菜含有大量的水分和钙、磷、铁等，可补充准妈妈营养成分。白菜还有通利肠胃、解除热烦、下气消火的功效。

养血安胎汤

原料

鸡1只，姜2片，石莲子、川续断各12克，菟丝子、阿胶各18克，盐少许。

做法

·将鸡洗净，放入滚水中煮3分钟，取出放入炖盅内待用。

·石莲子、川续断、菟丝子放入煲汤袋中，同放瓦煲内，注入清水，煎30分钟。

·将煎汁加入炖盅内，再放入姜片及阿胶，加盅盖隔水炖3小时，下盐调味，即可趁热食用。

功效解析

此汤具有养血安胎的作用。准妈妈若有习惯性流产，可饮此汤养血安胎。

核桃鸡蛋汤

原料

核桃6个，鸡蛋2个，花生油适量，盐、鸡精各少许。

做法

·将核桃砸碎取仁，放入搅拌机里搅碎。煮锅洗净，加入清水适量，置于火上，放入碎核桃，用中火煮沸，过滤去渣，取汁备用。

·将核桃汁重置于锅内，打入鸡蛋搅匀，用旺火煮沸，点入花生油、盐、鸡精调味，再煮沸即成。

功效解析

本品咸香味美，可作餐后汤。核桃富含维生素E，鸡蛋富含蛋白质等营养成分。此汤有补肾、安胎的功效。

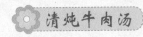 **清炖牛肉汤**

原料

牛肉200克，葱、姜各适量，盐少许。

做法

·将牛肉洗净切大块，焯烫去腥，捞起；葱去须，洗净切大段；姜洗净，切粗丝。

·将上述材料盛入锅内，加水，以大火烧开后转小火慢炖，待肉熟烂，加盐调味即可熄火。

功效解析

牛肉可强筋健骨、滋养脾胃，也可促进胎宝宝发育。

银耳肉蓉羹

原料

银耳25克，瘦肉150克，香菇3个，鸡蛋1个，上汤4杯，姜1片，植物油、生抽、白糖、香菜叶各适量，盐少许。

做法

·将银耳水浸1小时，去蒂，撕成小朵，放入开水中煮2分钟，盛起冲凉；瘦肉剁碎；鸡蛋打散；香菇浸软去蒂，切粒。

·烧热锅，倒油爆姜片，加入上汤煮至开，下银耳、香菇煮10分钟，放入瘦肉、盐、生抽、白糖拌匀，加入鸡蛋再拌匀，盛起倒入碗中，撒上香菜叶即成。

功效解析

此菜品滋味鲜美，可开胃生津、滋润肌肤。

第七章

孕4月营养饮食

这个时期是准妈妈身心愉快、胎内环境稳定的时期。早孕反应结束，准妈妈食欲突然旺盛。同时，胎宝宝进入了急速生长时期，对各种营养物质的需求会相应增加，所以孕中期的准妈妈需要补充丰富的营养，如蛋白质、维生素、碳水化合物、矿物质等。

本月营养饮食要点

进入怀孕第4个月，准妈妈的情况已有所改善，早孕反应基本消失，流产的风险也大大降低。这时，准妈妈应该吃质量高的饭菜，充分摄取各种营养素，以满足胎宝宝生长发育的需要。

补充丰富的营养

准妈妈从第4个月起体重增长迅速，母体开始储存脂肪及部分蛋白质。此时胎宝宝迅速发育，各器官逐步完善，其免疫系统的组织器官也随之发育，胎宝宝组织中钙、磷、铁、锌、钾等矿物质都在不断地储备，所以妊娠中期的准妈妈需要补充丰富的营养，如蛋白质、维生素、碳水化合物、矿物质等。为了增加这些物质的摄入，应多吃一些蛋类、奶类制品、肉类、五谷杂粮、蔬菜及水果，以保证胎宝宝的发育。

适当摄入膳食纤维

食物中除了蛋白质、脂肪、碳水化合物、维生素、矿物质和水等营养素以外，常常还含有一定量的膳食纤维。它们主要来源于植物细胞的细胞壁，包括纤维素、半纤维素、果胶、木质素等。但是过多的膳食纤维易和肠道中的铁、锌、铜、钙等结合，减少这些元素的吸收，同时也会影响某些氨基酸的利用。尽管如此，它对促进健康仍有积极作用，它有助于肠道蠕动、预防便秘，降压降脂，还可以预防结肠癌等。因此，准妈妈应该扬长避短，每天坚持吃一定量的膳食纤维，以保持身体健康。

🌸 增加DHA物质的摄入

自怀孕4个月起，准妈妈应当适当补充DHA。DHA与胆碱、磷脂都是构成大脑皮质层的重要物质。DHA有维持脑细胞膜完整性及促进脑发育、提高记忆力的作用，是大脑营养的必需物质。DHA还可以促进视网膜细胞发育。除了专门的DHA制剂外，能帮助准妈妈补充DHA的食物有核桃仁、榛子等多种坚果，它们含有丰富的天然亚油酸和亚麻酸，人体摄入后，经肝脏转化合成机体所需要的DHA。另外，天然的DHA主要存在海洋鱼体内，而鱼体内含量最多的则是眼窝脂肪，其次是鱼油。深海鱼油也含有丰富的DHA，孕期可以有意识地适当加大摄入量。

🌸 保证蛋白质的摄入

到了孕中期，胎宝宝需要大量的蛋白质构成自己的肌肉筋骨，而准妈妈也需要蛋白质供给子宫胎盘和乳房发育。准妈妈要保证蛋白质的充足摄入，豆制品、瘦肉、鱼、蛋、乳类等都富含优质蛋白质。主食除吃米、面食外，还可吃些小米饭、大麦饭。益气的副食如鸡肉、鸡蛋、鹌鹑蛋、土豆、山药、豆制品、黄鱼、虾等，养血的副食如猪肝、鸡肝、牛肉、牛奶、鳝鱼等，以及蔬菜中的菠菜、黄花菜等都可适当吃一些。黄绿色蔬菜每餐都不可缺少，其中富含维生素C、膳食纤维，搭配合理更有助于营养素的吸收。

现代营养学分析，芦笋蛋白质组成具有人体所必需的各种氨基酸，含量比例恰当，且含有较多的硒、钼、镁、锰等矿物质元素，对高血压、血管硬化、心动过速、疲劳、水肿、排尿困难、肾炎和肥胖等病症有一定的辅助食疗功效。

注意B族维生素的摄取

B族维生素包括维生素B_1、维生素B_2、维生素B_6、维生素B_{12}、烟酸、泛酸、叶酸等。它们对人体的作用十分广泛，而对脑的作用则是通过帮助蛋白质代谢而促进脑的发育，也就是说B族维生素对脑的作用是它与蛋白质共同作用的结果。许多研究证明，孕期缺少B族维生素，可造成胎宝宝精神障碍，出生后易有哭闹、不安、烦躁等症状，还可以引起胃肠蠕动减弱、便秘、消化液分泌减少、食欲不振等症状，并且加剧准妈妈的早孕反应，使准妈妈对营养的吸收更差，造成胎宝宝各方面营养缺乏，从而严重地影响胎宝宝脑的发育，影响胎宝宝今后的智力。因此，准妈妈一定要注意B族维生素的摄取。

孕育小百科

日常用餐时不断替换着吃米饭、面食、粗粮等，就可以很容易地补充B族维生素。而绿叶蔬菜是叶酸的良好来源。牛肉、牡蛎中含有丰富的烟酸和维生素B_6、维生素B_{12}。

注意营养素的合理搭配

蛋白质、钙和维生素等营养素的合理搭配，也是本月的饮食重点。

准妈妈应适当地吃些瘦肉、排骨、鱼、虾、肝类、豆类、牛奶、蛋黄、木耳、面筋、油菜、芹菜、蒜苗、海带、紫菜、番茄、莴苣以及新鲜水果等。

适量增加含碘食品，可防止单纯性甲状腺肿大。饮食切忌过于忌口，更不要偏食。

另外，阳光是宝贵而廉价的"促营养素"，它可以帮助维生素D的合成以及钙的吸收，因此，准妈妈要经常进行户外活动，多晒太阳，也可在医生指导下加服钙片、鱼肝油等。

🌸 荤素搭配营养均衡

对于正在孕期的准妈妈来说，每天所摄取的食物可能会影响到胎宝宝以后对某些食物产生强烈的偏好差别。准妈妈每餐所摄取的食物以及对某些食物的偏好，胎宝宝便也通过某种特殊渠道开始认同相应食物的口味，这可能就是人们在食物口味偏好选择方面的最初根源。调查也已经表明，大多数人都喜欢或认同自己母亲特别喜爱的食物。因此，如果准妈妈在怀孕期间能够尽量保持荤素均衡，多进食一些时令蔬菜及新鲜水果，胎宝宝在长大后也会相对更容易接受这类食物，从而避免长大后严重性偏食现象的出现。

🌸 细粮、粗粮要混合着吃

从营养角度讲，准妈妈吃单一的细粮或吃单一的粗粮都是不可取的，最好是细粮、粗粮混合着吃，这样才对健康有益。

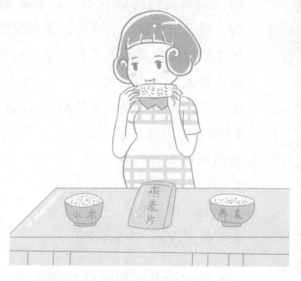

💜 只吃精细主食的坏处

精米、精面颜色白、口感好，消化吸收率高，但研磨加工过程中，营养素损失较多，其中蛋白质、膳食纤维、维生素等的含量都低于粗粮。如果准妈妈只吃精米、精面，不吃粗粮，就不能全面摄取主食中的各种营养成分，从而造成人体必需营养成分的缺乏。

💜 吃粗粮的好处

粗粮中营养素含量较多，准妈妈经常吃粗粮，不但胎宝宝的流产和早产的发生率较低，还可以增加膳食纤维的摄入。膳食纤维有促进肠道蠕动的作用，可防止准妈妈便秘。所以，准妈妈的主食应粗细搭配，多吃一些粗粮对健康有利。

本月的营养饮食注意事项

这时候，绝大部分准妈妈的恶心、呕吐现象已经消失了，食欲开始旺盛起来。虽然能吃是好事，但也需科学、合理膳食，切不可盲目进食。

避免准妈妈营养不良

在孕期8～20周，是胎宝宝大脑细胞生长的高峰期。如果准妈妈营养不良就会影响胎宝宝大脑的发育，轻者出现脑功能障碍，重者使脑组织结构改变，出生后智力严重低下。营养缺乏时间越长，对大脑的损害越大，智力就越低下。蛋白质对胎宝宝及婴儿的生长发育尤为重要，尤其是在妊娠12～18周和妊娠最后3个月至婴儿出生后半年内，蛋白质的摄入量对宝宝脑组织的发育影响更大。除蛋白质外，大脑发育还需要多种营养素的不断供给，其中还包括脂肪、维生素C、碳水化合物、B族维生素、维生素A、维生素E等。

瘦弱的准妈妈要增加营养

明显瘦弱的准妈妈在孕期易发生贫血、低钙和营养不良，这对胎宝宝的危害更为严重，发生流产、早产、胎宝宝发育不良乃至畸形者均高于正常孕妇。因此，身体瘦弱的准妈妈应加强营养并坚持锻炼。怀孕后要比一般准妈妈更重视营养的补充，除了保证食物的质量，补充优质蛋白、钙、磷、铁和多种维生素外，还要提高烹饪技术，变换食品花样。体质过于瘦弱者，应请医生指导，辅以一些营养药物和适当的补品。产前检查要按期进行，以便发现异常及时处理。

补充脂类食物要适量

由于胎宝宝的大脑正在形成，需要补充足量的脂肪，以作为大脑结构的建筑材料。因此，准妈妈需要食用一些富有脂质的食物，如核桃、芝麻、栗子、花生、鸭、植物油等。不过，摄入这些食物时要适量，不能无节制。因为准妈妈现在肠道吸收脂肪的功能增强，血脂相应升高，体内脂肪的储备也多。但是，准妈妈热量消耗较多，而碳水化合物的贮备减少，这就会造成脂肪动员过度，氧化不足产生酮体，使酮血症倾向增加。如果摄入的脂质类食物过多，准妈妈可出现尿中酮体、严重脱水、唇红、头昏、恶心、呕吐等症状。

专家答疑

如何学会巧"控油"？

为了避免孕期食用油的摄入量过多，可以使用不粘锅，能少用一些润锅油，减少用油量。做菜时多用煮、炖、蒸、拌等方式。准妈妈每天的食油量宜在25克左右，这就可以满足自己和胎宝宝对脂肪的需求。

掌握好鸡精的食用量

鸡精作为调味品，其所含的主要成分是谷氨酸钠。谷氨酸钠易与锌结合，可导致准妈妈体内缺锌。实验表明，给新生小鼠注入鸡精，可引起骨骼生长受阻、肥胖及视网膜退行性变等。一次摄入过多鸡精，还会出现轻度的眩晕、背部发麻、心慌、疲软无力、下颌颤抖等症状。因此，使用鸡精要掌握好用量。体重50千克左右的准妈妈，每天鸡精的摄入量不应超过5克。鸡精中含有较高的钠离子，过多食用会导致血压升高，所以，准妈妈为避免妊娠高血压的发生，最好是少食鸡精。

🌼 不要在睡前吃零食

大部分准妈妈在早孕反应刚刚消失以后，就依着自己的口味大快朵颐，并认为食欲的增加正是胎宝宝所需。如果毫不节制地暴饮暴食，体重就会直线上升。实际上，此时准妈妈应该避免高糖分、高热量和高脂肪食品的大量摄入。另外，以前孕早期养成的吃夜宵的习惯也应该逐渐改变。因为睡前吃下过多的零食，很容易在体内转化成脂肪堆积起来。

🌼 巧克力好吃须少量

在孕初期时，准妈妈可以适当吃一些巧克力，食用巧克力对胎宝宝出生后的行为会产生积极的影响。有研究表明，在孩子出生6个月后，那些孕期食用少量巧克力的母亲，她们的孩子会产生良好的行为反应。但是，到了孕中期后，准妈妈吃太多巧克力尤其是淡巧克力，会使体内摄入过多的反式脂肪酸，会引起肠胃痉挛或腹泻。过多食用巧克力等高热量食品，还能造成准妈妈体重增长过快和形成巨大儿，而导致妊娠糖尿病及难产。

🌼 注意在外就餐的合理搭配

上班族的准妈妈少不了要经常在外就餐，而在外就餐大多偏重淀粉类食物，其蛋白质和蔬菜较难补充充足。这样，不仅容易造成营养素摄取不均衡，影响胎宝宝的生长发育，而且一不留神就会使自己胖起来。为了弥补这种缺憾，就餐时要注意各种食物的搭配。

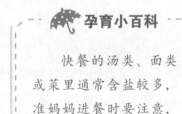

孕育小百科

快餐的汤类、面类或菜里通常含盐较多，准妈妈进餐时要注意，汤不宜喝得太多。

🌸 常吃丝瓜可安胎

丝瓜全身都是宝，所含营养在瓜类食物中较高，不但能清热化痰、凉血解毒、解暑除烦，而且对孕期和产后同样好处多多。

💜 促进胎宝宝发育

丝瓜富含磷脂、B族维生素和维生素C，可以促进胎宝宝机体细胞和大脑的正常发育。维生素C对胎宝宝生成结缔组织、形成细胞基质以及造血系统的健全、心血管的生长发育均有着十分有益的作用。

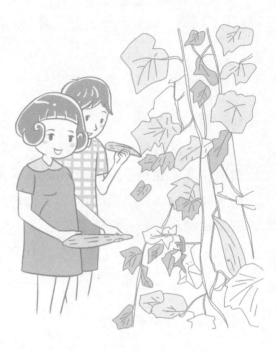

💜 有益准妈妈健康

丝瓜中的丝瓜皂苷可以减轻辐射伤害，促进机体恢复，还可以增加白细胞的数量。准妈妈常吃丝瓜还可预防贫血。

丝瓜含有果胶、黏液质等营养物质，具有凉血通便的作用，适宜便秘并伴有痔疮的准妈妈经常食用，能够很好地缓解症状。

💜 丝瓜的选购

选购丝瓜时应挑选瓜形挺直、大小适中、表面无皱、水嫩饱满、皮色翠绿、不蔫不伤者。胖丝瓜相对较短，两端大致粗细一致，选购时应挑选皮色新鲜、大小适中、表面有细皱并附有一层白色绒状物、无外伤者。

本月的营养饮食安排

从这月开始，胎宝宝开始迅速生长发育，每天需要大量营养素，因此应尽量满足胎宝宝及准妈妈营养素存储的需要，避免营养不良或缺乏。

放心吃兔肉

兔肉具有蛋白质多、脂肪少、胆固醇低的特点。它含大约21.5%蛋白质，高于猪肉、羊肉、鸡肉等。兔肉含脂肪大约是3.8%，是猪肉脂肪含量的1/16，牛肉的1/5，羊肉的1/7。兔肉的胆固醇含量很低，而含有丰富的卵磷脂，卵磷脂是脑及其他神经组织发育所不可缺少的物质。兔肉肉质细嫩、结缔组织少，比猪肉、牛肉、羊肉、鸡肉容易消化吸收，是一种适宜准妈妈食用的肉类。因此，准妈妈可以放心食用。

多吃芹菜有益处

芹菜中含有较多的水溶性维生素，其中的维生素P能降低毛细血管通透性，加强抗坏血酸作用。此外，芹菜还有清热、利湿、醒脑的作用，对于妊娠高血压综合征患者降低血压效果甚佳，同时，对于高血压引起的头昏眼花、肩酸、头痛等症也非常有效。而且它对于降低血清胆固醇也有一定作用。新鲜的芹菜榨汁喝，效果很好。在芹菜汁内放些蜂蜜更易饮用，准妈妈特别是患有妊娠高血压综合征的准妈妈可每日饮用芹菜汁40毫升左右，防治效果较好。

改善皮肤粗糙的饮食

一些皮肤粗糙的父母，为了能改善宝宝的肤质，应常吃富含维生素A的食物，如牛奶、蛋黄、胡萝卜、番茄及绿叶蔬菜、水果、植物油等，维生素A能保护皮肤上皮细胞，能使日后孩子的皮肤细腻光润。

夏季应选择新鲜多样的食品

夏天天气炎热，很多准妈妈都会出现食欲下降。为保证准妈妈和胎宝宝的营养，准妈妈夏天最好选择新鲜多样的食品。要适量地多吃新鲜蔬菜，常吃鸡肉丝、猪肉丝、蛋花、紫菜、香菇做成的汤。夏季补充营养很重要，但也不要进补过度，以免造成胎宝宝过大而导致难产。此外，准妈妈夏季还应该合理安排饮食，避免高糖食品，多食富含膳食纤维的食品。在选择水果时应尽量选择含糖量低的水果，或以蔬菜代替。注意不宜贪食冷饮，以免伤脾胃。

适量吃一些柚子

柚子可以去除肠胃恶气，辅助治疗准妈妈食欲不振的问题。准妈妈在夏秋季可以选择柚子作为凉补水果。柚子中有丰富的柚皮苷，有止咳、化痰、抗病毒的作用，用柚子皮加陈皮或姜汁、蜂蜜煎汁，可辅助治疗准妈妈感冒咳嗽，但亦不可食用太多。

柚子维生素含量比一般柑橘类水果高，而且柚子中有一种类胰岛素成分，可以降血糖，非常适合糖尿病或妊娠糖尿病患者食用。柚子中含有的维生素C、柠檬酸能缓解疲劳，准妈妈易疲劳倦怠，常食可缓解症状。柚子果肉中含有丰富的膳食纤维，可促进大肠蠕动，帮助排便，对于深受便秘之苦的准妈妈有很大助益。柚子能帮助身体吸收钙及铁，有预防贫血和促进胎宝宝正常发育的功效。

专家答疑

教你如何挑选柚子？

柚子买大不买小，买重不买轻，买尖不买圆，买黄不买青。另外，买柚子的时候，还要用手摸一摸，感觉硬的柚子是皮薄的，感觉软的柚子是皮厚的、松软的、发育不成熟的。

🌸 用食物缓解水肿

在准妈妈进入孕中期后，要特别注意自己的脚和腿，看看有没有水肿的发生，在这个阶段准妈妈的子宫已增大到一定程度，有可能会压迫静脉，导致回流受阻，所以，静脉回流不好的准妈妈，此阶段较易出现下肢水肿现象。

随着怀孕周数的增加，准妈妈的水肿现象会日益明显。发生孕期水肿，要多食用鸡胸肉、蛋、虾、番茄、柚子、草莓、葵花子、玉米、核桃、稻米、冬瓜等食物。平时的饮食应以清淡为主，过咸的食物容易使水钠潴留，过甜的食物容易助湿，导致水肿加重，也尽量少吃难消化和易胀气的食物。

🌸 本月的食物选择

这一阶段是胎宝宝飞速成长的时期，应多食富含蛋白质、B族维生素和矿物质的食物。下面就为您推荐一些有益于准妈妈在本月食用的食物，以供参考。

·富含B族维生素和矿物质的食物，如豆腐、无花果、各种米面杂粮等。日常用餐时不断替换着吃米面谷物，就可以很容易地补充维生素B_1和维生素B_2。

·富含铁的食物有动物肝脏、动物血、瘦肉、豆类、绿叶蔬菜、红糖、禽蛋类。

·保证蛋白质的充足摄入，可以选择豆制品、瘦肉、鱼、蛋、乳类等食品。

·富含钙、锌的食品，如牡蛎、海蜇、大豆、牛奶等。

🌂 孕育小百科

准妈妈平时要少吃或不吃油炸食品、碳酸饮料等食物，这些食物易引起准妈妈腹胀，使血液回流不畅，加重准妈妈孕期水肿的症状，对胎宝宝发育不利。

🌼 孕中期每日营养素供给量参考

热量10460千焦以上。蛋白质85克，维生素B$_1$1.8毫克，维生素B$_2$1.8毫克，烟酸18毫克，维生素C130毫克，维生素A900微克，维生素D10微克，维生素E14毫克，磷700毫克，钾2500毫克，钠2200毫克，镁400毫克，碘200微克，铁25毫克，锌16.5毫克，硒50微克。

🌼 本月一周配餐推荐

本月周一食谱安排

早餐：红枣大米粥、煮鸡蛋1个

中餐：牛肉炖萝卜、炝海米菠菜、家常蛋花汤、鸡肉炒饭

午点：橘子1个

晚餐：清蒸鲈鱼、茼蒿炒萝卜丝、紫菜冬瓜肉粒汤、二米饭

晚点：坚果几枚、橙子胡萝卜汁

本月周二食谱安排

早餐：白术南瓜粥、豆角锅贴

中餐：肉丝海带、姜米拌脆藕、清汤慈笋、大米饭150克

午点：柚子100克

晚餐：砂锅狮子头、珊瑚萝卜卷、山药鱼片汤、豆仁饭

晚点：小米面糕

本月周三食谱安排

早餐：花生红枣粥、蟹黄包子

中餐：红烧兔肉、蛋皮炒菠菜、排骨玉米汤、肉丁豌豆米饭

午点：苹果1个

晚餐：青椒里脊片、素炒三鲜、排骨玉米汤、馒头

晚点：牛奶250毫升、三合面发糕

本月周四食谱安排

早餐：小米面发糕、鲜牛奶250毫升

中餐：雪映红梅、蚝油菜花、肉丝榨菜汤、大米饭150克

午点：橘子1个

晚餐：桂花肉、绣球黑木耳、阿胶瘦肉汤、花卷

晚点：芝麻粥

本月周五食谱安排

早餐：小米面发糕、当归补血茶浆

中餐：萝卜炒肝片、烧豆腐丸子、黄豆芽猪血汤、大米饭150克

午点：柚子100克

晚餐：鲜奶炖鸡、菠菜粉丝、黄瓜银耳汤、二米饭

晚点：牛奶250毫升、核桃红枣酪

本月周六食谱安排

早餐：鸡蛋果仁发糕、桂圆茶

中餐：虾皮烧豆腐、口蘑烧腐竹、营养牛骨汤、大米饭150克

午点：柚子100克

晚餐：海带焖鲫鱼、绿豆萝卜灌大藕、营养牛骨汤、什锦果汁饭

晚点：牛奶250毫升、三宝绿豆糕

本月周日食谱安排

早餐：豆腐馅饼、水果牛奶

中餐：鲜奶炖鸡、豆腐煲海带、猪肝菠菜汤、大米饭150克

午点：橘子1个

晚餐：炒鱼丝、蒜蓉茄子、鸡肝豆苗汤、鸡肉炒饭

晚点：木耳芝麻茶

本月营养饮食食谱

胎宝宝的发育离不开各种营养物质。准妈妈每天应摄取多种蔬菜、水果、粗粮等食物，保证充足的营养储备。

小米面发糕

原料

小米面500克，面粉50克，山楂糕、青梅各适量，鲜酵母10克。

做法

·将面粉加鲜酵母、温水和成稀面糊，静置发酵。待发酵后，加入小米面和成软面团。将山楂糕、青梅分别切成小丁。

·蒸锅内的水烧开，铺上屉布，把面团放上用手拍平，撒上山楂糕丁、青梅丁，用旺火蒸15分钟，取出切成菱形块即成。

功效解析

本品富含碳水化合物和蛋白质，是准妈妈补充维生素B_2的最好食品。

阿胶瘦肉汤

原料

瘦猪肉100克，阿胶10克，盐少许。

做法

先将瘦猪肉洗净，切块后放入砂锅内，加水适量，用文火炖熟后下入阿胶烊化，调味后饮汤食肉。隔天1次，连用20天。

功效解析

本品含丰富的蛋白质和铁质，有助于准妈妈补血、养血。

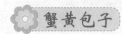
蟹黄包子

原料

面粉1000克，猪五花肉600克，蟹黄、蟹肉共25克，酱油、白糖、料酒、植物油、葱末、姜末各适量，盐和酵母各少许。

做法

·将锅内放油烧热，倒入蟹黄、蟹肉和葱末、姜末翻炒，再加入料酒、盐，炒至蟹黄出油时盛出。

·将猪五花肉剁成细泥，放在盆内，加白糖、盐、酱油，加适量清水和炒好的蟹黄拌匀，即成肉馅。

·面粉加水和酵母和成面团，醒发好后揉匀并搓成长条，切成适当的面块，分别擀成圆皮，放入调好的馅，捏成包子形，上笼蒸约30分钟即可。

功效解析

本品可为准妈妈提供丰富的蛋白质、碳水化合物、脂肪、铁、锌、钙。

什锦果汁饭

原料

大米250克，牛奶250毫升，苹果丁100克，菠萝丁、蜜枣丁、葡萄干、青梅丁、碎核桃仁各25克，番茄沙司、玉米粉、白糖各适量。

做法

·将大米淘洗干净，加入牛奶和适量清水焖成软饭，再加白糖适量，拌匀。

·将番茄沙司、苹果丁、菠萝丁、蜜枣丁、葡萄干、青梅丁、碎核桃仁放入锅内，加清水、白糖适量烧开，用玉米粉勾芡，制成什锦沙司。

·将米饭盛入碗内扣在盘中，浇上什锦沙司即成。

功效解析

准妈妈常吃本品能提供胎宝宝生长所需的多种营养素。

鸡肉炒饭

原料

米饭250克，鸡肉50克，豌豆50克，蛋清2个，香菇、冬笋各50克，植物油、酱油、葱、水淀粉各适量，盐少许。

做法

·将香菇用水泡发好，洗净后切成丁；葱切成细末；冬笋切丁；鸡肉切丁，以蛋清和水淀粉拌匀上浆。

·锅内放油烧热，下鸡丁翻炒出锅。

·锅内留底油，放入葱末炒出香味，下冬笋、香菇、豌豆，炒几分钟后放入盐，倒入米饭，再倒入炒好的鸡丁和酱油炒匀即可。

功效解析

本品对准妈妈有温中补脾、益气养血、补虚养身的作用。

豆角锅贴

原料

面粉500克，猪肉200克，豆角500克，花椒油20毫升，花生油10毫升，酱油20毫升，葱末、姜末、蒜末各适量，盐少许。

做法

·将猪肉洗净，剁成泥，放入盆内，加入葱末、姜末、蒜末、酱油、盐、花椒油拌匀；豆角择洗干净，放入开水锅内煮至八成熟，捞出沥干水分，剁碎，与肉泥拌匀成馅。

·面粉放入盆内，加入温水250毫升和成面团，醒发20分钟，搓成长条，揪成剂子，逐个擀成圆皮，包入馅，捏紧皮中间，再封两端开口。

·平锅置火上，放入花生油烧热，码入锅贴，加水适量，盖上锅盖焖7分钟，再滴入余下的花生油，煎至熟，铲入盘内即成。

功效解析

本品具有理中益气、补肾健胃、清热解毒、利水消肿的功效。

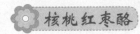 **核桃红枣酪**

原料

红枣、核桃仁各100克，大米50克，白糖30克。

做法

·将红枣洗净，放入沸水锅内煮至膨胀时捞出，去皮去核；核桃仁用沸水浸泡后去皮，用冷水洗净；大米淘洗干净，用温水浸泡2小时。

·核桃仁和红枣一起切成细末，放入盆内，加入泡好的大米和清水200毫升调匀，用洗净的小磨磨成黏稠的浆汁。

·磨好的浆汁放入锅内，加白糖和清水500毫升搅匀，置中火上，用勺不断推搅，待烧沸后，盛入汤碗内即成。

功效解析

本品对准妈妈有补中益气、健脾养胃、安神健脑的功效，还能缓解孕期疲劳。

鸡蛋果仁发糕

原料

面粉750克，鸡蛋8个，瓜子仁50克，青红丝10克，白糖50克，植物油15毫升。

做法

·将面粉摊放在盘内，上锅蒸熟后晾凉；把鸡蛋磕在盆内，用筷子朝一个方向打匀，加入白糖，再搅打5分钟，倒入蒸熟的面粉，和匀。

·取15个铁制的模具，用油擦一遍，将瓜子仁、青红丝分别放在模具底层，再把调好的鸡蛋面糊灌入模具中，灌至八成满，把模具放入蒸屉内用旺火蒸约15分钟，出笼后稍晾，扣入盘中即成。蒸糕也可以用一铁盆蒸熟，晾凉后切块。

功效解析

本品适合准妈妈合并蛋白质缺乏症、水肿、贫血、高血压时食用。

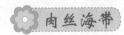

肉丝海带

原料

瘦肉、水发海带各150克，冬笋50克，花生油、酱油、醋、白糖、姜各适量，盐、鸡精各少许。

做法

·将海带洗净切成丝，放入开水锅内烫透捞出，沥水，装入盘中；瘦肉切成丝，炒锅置于火上，加花生油，油烧热后，倒入肉丝迅速炒散，肉丝变色时，加入酱油，翻炒几下，盛入盘中。

·把冬笋洗净，切成丝，放入开水锅内烫一下，捞出，沥水，放在盘内；把姜洗干净，切成丝，放在盘内，再加入盐、鸡精、醋、白糖，拌匀即可。

功效解析

本品能为准妈妈提供动物性优质蛋白质、钙、铁、碘、钾及多种维生素。

砂锅狮子头

原料

猪五花肉200克，油菜200克，花生油300毫升，酱油、料酒、水淀粉、葱、姜各适量，盐、鸡精各少许。

做法

·将猪肉剁碎，葱、姜均切成细末，油菜洗净，切成段。把猪肉末放入碗内，加入适量葱末、姜末、酱油、料酒及盐、水淀粉搅成肉馅，揉成4个大肉丸。

·将炒锅放入花生油烧至七成热，下入肉丸炸成金黄色，倒入漏勺沥油，再把油菜炒至断生，放入砂锅内，再放入炸好的肉丸，加入余下的葱、姜、酱油、料酒及鸡精、清水，用文火炖20分钟即成。

功效解析

本品适于准妈妈在营养不良、贫血等情况下食用。

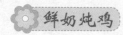 **鲜奶炖鸡**

原料

鲜鸡半只（重约450克），红枣5~6颗，鲜奶2杯，姜片、盐各少许。

做法

·将鲜鸡剁好，洗净去皮，焯水后切块。

·红枣浸软，去核洗净。

·把鲜鸡、红枣及姜片一同放入炖盅内，注入鲜奶至八成满，大火炖1.5~2小时，加盐调味，即可趁热饮食。

功效解析

此汤富含铁、蛋白质、钙等，准妈妈若常饮此汤，有利于胎宝宝的生长发育。

青椒里脊片

原料

猪里脊肉200克，青椒150克，鸡蛋清1个，香油5毫升，水淀粉5克，料酒10毫升，淀粉6克，花生油500毫升（约耗50毫升），盐、鸡精各少许。

做法

·将猪里脊肉剔去筋膜，切成柳叶形薄片，放入清水内漂净血水，取出放入碗内，加盐、鸡精、鸡蛋清、淀粉，拌匀上浆；青椒去蒂及子，切成与肉片大小相同的片。

·炒锅上火，放入花生油，烧至四成热，下里脊片滑熟，捞出沥油。

·原锅留油少许，下青椒片煸至变色，加料酒、余下的盐和清水40毫升烧沸，用水淀粉勾芡，倒入里脊片，淋香油，盛入盘内即成。

功效解析

青椒爽脆，肉片滑嫩、味鲜可口，可为准妈妈提供丰富的蛋白质、脂肪、钙、磷、铁和维生素C、维生素E等多种营养素。

肉丁豌豆米饭

原料

大米250克，嫩豌豆150克，猪肉丁75克，油25毫升，盐少许。

做法

·将锅置旺火上，放入油烧热，下入肉丁翻炒几下，倒入豌豆煸炒1分钟，加入盐和水，加盖煮开后，倒入淘洗好的大米，用锅铲沿锅边轻轻搅动。

·此时锅中的水被大米吸收而逐渐减少，搅动的速度要随之加快，同时火力要适当减小，待米与水融合时把饭摊平，用竹筷在饭中扎几个孔，便于蒸汽上升，以防米饭夹生，再盖上锅盖焖煮至锅中蒸汽急速外冒时，转用文火继续焖15分钟左右即成。

功效解析

此饭富含多种营养素，对胎宝宝发育很有裨益。

萝卜炒肝片

原料

猪肝250克，白萝卜250克，植物油、葱、盐、鸡精各少许。

做法

·将猪肝剔去筋膜，洗净，切成薄片；萝卜洗净，切成薄片；葱洗净，切成葱花。

·锅内放植物油适量，烧至六成热，下萝卜片炒至八成熟，加少许盐出锅。

·锅内放植物油，旺火烧至八成热，下肝片快速翻炒至色变白，倒入萝卜同炒至熟，最后加入葱花、鸡精即成。

功效解析

本品有补肝养血、活血化淤、软坚散结之功效，准妈妈食用可预防缺铁性贫血。

蛋皮炒菠菜

原料

菠菜300克，鸡蛋2个，花生油40毫升，葱末、姜末各适量，盐、鸡精各少许。

做法

·将菠菜择洗干净，切成6厘米长的段。

·鸡蛋磕入碗内，加盐少许，用筷子搅匀。炒锅置小火上烧热，倒入少许花生油，倒入一半蛋液，摊成一张蛋皮。用同样的方法再将另一张蛋皮摊好。然后将两张蛋皮合在一起，切成丝备用。

·炒锅置旺火上，放入花生油烧热，下葱末、姜末炝锅，放菠菜，加盐、鸡精，翻炒至熟，再放入蛋皮丝，拌匀盛入盘内即成。

功效解析

本品含有丰富的优质蛋白质、矿物质、维生素等多种营养素，准妈妈常食可预防贫血。

烧豆腐丸子

原料

豆腐、瘦五花猪肉各250克，肉末50克，海米15克，海带丝20克，酱油20毫升，盐、鸡精少许，淀粉、葱末、姜末各10克，花生油400毫升（约耗50毫升）。

做法

·将豆腐捣碎，加肉末、海米、葱末、姜末、盐、鸡精、淀粉搅匀，做成大丸子，放入烧至五六成热的油锅内炸好。

·五花肉切块，红烧后加入海带丝，再炖1小时备用。

·豆腐丸子放入红烧肉和海带内，再用文火炖半小时后即可食用。

功效解析

此菜荤素兼有，别具风味，常食对孕产妇有很好的滋补作用。

桂花肉

原料

猪五花肉150克，鸡蛋2个，白糖15克，醋10毫升，花生油50毫升，酱油3毫升，料酒6克，肉汤、糯米粉、淀粉、葱末、姜末各适量，香油、面粉、盐、椒盐、鸡精各少许。

做法

·将猪五花肉切成0.7厘米厚的片；鸡蛋磕入碗内，加入盐、鸡精、料酒、面粉、糯米粉调匀成糊，放入肉片，均匀挂糊。

·白糖、醋、酱油、淀粉放入小碗内，加肉汤调匀成味汁。

·炒锅置火上，放入花生油，烧至六成热，下肉片炸至呈淡黄色、浮在油面时，捞出沥油。

·锅留底油，下葱末、姜末略炸，放入炸过的肉片，烹入料酒，加椒盐、香油，炒匀即成桂花肉，盛入盘内。再将锅上火，放油少许，倒入调好的味汁，盛入小碗内，供蘸食。

功效解析

此菜能为准妈妈补充多种营养素，尤其是蛋白质和铁。

山药鱼片汤

原料

山药1段，桑葚10克，石斑鱼片200克，高汤适量，盐少许。

做法

·将山药削皮，切小块备用。

·山药、桑葚放入高汤内，用大火煮开后，转中小火煮12～15分钟至山药熟软。

·放入石斑鱼片续煮2分钟，用盐调味，即可食用。

功效解析

本品具有养血滋阴功效，并具有养胎作用，适合准妈妈食用。

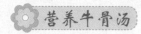

营养牛骨汤

原料

牛骨1000克，胡萝卜500克，番茄、菜花各200克，洋葱1个，黑胡椒5粒，植物油适量，盐少许。

做法

·将牛骨斩大块，洗净，放入开水中煮5分钟，取出冲净。

·胡萝卜去皮切大块；番茄1个切4块；菜花切大块；洋葱去皮切块。

·锅内倒油烧热，下入黑胡椒炸香，转慢火炒香洋葱，注入适量水煮开，加入牛骨、胡萝卜、番茄、菜花煮2小时，下盐调味即成。

功效解析

牛骨含丰富的钙质，对准妈妈及胎宝宝都很有益，因此应常饮用牛骨汤。

清汤慈笋

原料

嫩竹笋500克，清汤1000毫升，鲜桑叶数张，料酒、胡椒粉、白矾各适量，盐、鸡精各少许。

做法

·将白矾用凉水溶化；嫩竹笋切下老根，剥去内皮，切成极薄的片，放入白矾水内漂净；桑叶洗净。

·嫩竹笋和白矾水倒入锅中，加入桑叶煮一下，捞出投入凉水，拣出桑叶，将笋片洗去白矾的苦涩味，再用凉水浸泡。

·烧开清汤，加入盐、胡椒粉、料酒、鸡精，调好味，下入笋片，烧开撇去浮沫即可。

功效解析

此汤清淡芳香，具有健脾开胃的功效，适宜孕中期的准妈妈食用。

第八章

孕5月营养饮食

从怀孕第5个月起，准妈妈的基础代谢率增加，每天所需的营养也比平时多。准妈妈的食欲增加，所以体重会明显上升，皮下脂肪的堆积会使准妈妈看起来胖了很多。如果平时注意饮食荤素搭配，一般不会出现体重过重、高血压等问题。

本月营养饮食要点

从本月起，准妈妈应注意在补充蛋白质的同时，还要注重对钙与铁元素的补充，以免给准妈妈及胎宝宝造成一些不良后果。

不要偏食肉类

为促进胎宝宝肌肉及骨骼发育，准妈妈应充分摄取含有优质蛋白质的鱼、肉、蛋及大豆制品。值得注意的是，肉类能补充一部分人体需要的营养素，但吃肉过多，会影响其他营养素的吸收，引起营养不良。吃肉过多，还会使准妈妈和胎宝宝体重过大，造成难产。此外，人体呈微碱性状态是最适宜的，如果偏食肉类，则使人体趋向酸性，容易致使大脑反应迟钝，影响胎宝宝智力发展。

增加钙的摄入量

从妊娠第5个月起，胎宝宝的牙齿开始钙化，形成骨骼也需要钙，所以需从准妈妈身体摄取大量的钙。这样，就容易使准妈妈身体缺钙，不仅使她们逐渐出现腰酸、腿痛、手脚发麻、腿抽筋等不适感，如果缺钙严重还会影响胎宝宝的生长发育，甚至患上先天性佝偻病。因此，从妊娠5个月开始，钙的摄入量就应由正常女性的800毫克增加到1200毫克。同时需多摄取富含维生素D的食物，以协助钙的吸收。实践表明，孕期补钙不仅有助于胎宝宝骨骼正常发育，还可降低妊娠高血压综合征的发病率。

孕育小百科

准妈妈应注意多做户外活动，根据自身情况，适当参加一些运动。要经常晒太阳，促进皮肤产生维生素D，帮助钙的吸收。

用食物补钙

准妈妈通过药物补钙不如从食物中摄取钙经济、安全；药物补钙需体内铁与其他营养物质共同作用才易被吸收；过度药物补钙会致胎宝宝颅骨变硬，增加异常分娩的概率。所以，从食物中补钙才是明智之举。

准妈妈应该多吃一些富含钙的食物。食物中含钙量最多的是奶类及奶制品，如：酸奶、奶粉、奶酪等，而且最容易为人体所吸收；但乳酸饮料和各类含乳饮料则不在其列。豆制品、坚果、芝麻以及虾皮、海鱼、海带、紫菜、海参等海产品的含钙量也很高，虽然其钙吸收率较奶类差一些，但准妈妈经常食用对补充钙质也是非常有利的。

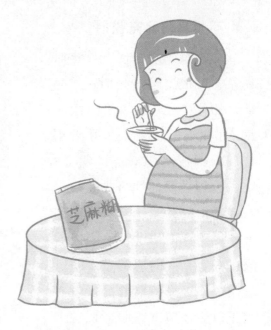

多吃含铁高的食物

铁是人体生成红细胞的主要原料之一，正常妊娠时，准妈妈的血容量要增加50%，这就要求有大量的铁来形成额外的红细胞。因此，在孕期准妈妈应特别注意补充铁元素。随着孕期的推进，铁的需要量也随之增加。到了妊娠中后期，每天要补铁25毫克。一般来说，颜色越深的食物，铁质的含量越高，而其中又以红色的动物性食物中的铁质最容易为人体所吸收。具体来说，富含铁的食物有瘦肉、猪肝、猪血、鸡蛋、海带、芹菜、油菜、苋菜等绿叶蔬菜、坚果、干杏、樱桃等。准妈妈应在每天的膳食中食用以上食物，补充身体所需的铁元素，有利于胎宝宝的生长发育。

不要盲目补充铁剂

准妈妈如果出现严重贫血现象，可根据医嘱服用硫酸亚铁，服用方法为：每日3次，每次0.3～0.6克，也可服用10%枸橼酸铁10毫克，每日3次。为加强铁剂的吸收和减少对胃肠道的刺激，可同时服用0.1～0.2克的维生素C，饭后服用为宜，同时忌喝茶。也可服用一些补血的营养品。贫血纠正以后还应继续服药1～2个月加以巩固。值得注意的是，准妈妈千万不要盲目补铁，应在医生的指导下服用补铁制剂。否则，会给自身与胎宝宝造成不良后果。

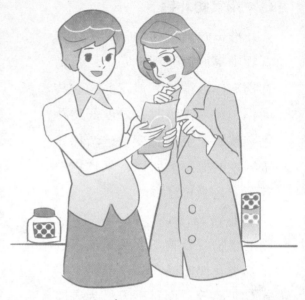

正确选择保健食品

保健食品具有增智益脑、抗衰老、免疫调节等功效，并且适用于特定的人群。值得注意的是保健食品起不到药效作用，不能以治疗疾病为目的。因此，准妈妈在选择保健食品时，要以自身健康状况、年龄、身体素质酌定，最好在专业人士指导下进行补充。不要随便听信不负责任的广告宣传，期望一种能解决所有问题的保健品，也不要相信所有的保健品绝对无毒无害。在选购保健食品时应首先认真阅读产品说明，务必注意生产日期及保质期，尤其应注意产品是否经卫生或药监部门审批，有无正规批准文号。为了方便消费者能够选择有质量保证的保健品，我国卫生部依次审批了一系列保健品，并给它们戴上"蓝帽子"，也就是保健食品标志。准妈妈可以根据以上提供的线索合理选用保健食品，选择时应掌握"缺什么就补什么"的原则。

本月的营养饮食注意事项

现在，准妈妈的体重成了一个大问题，既要吃得有营养，又要控制体重，这就需要准妈妈在饮食上多下功夫了。

少吃高热量的食物

如果准妈妈已经过胖，应避免发胖的饮食，注意不吃或少吃高热量食物，要减少含脂肪多的食物，如油炸食品、肥肉、黄油糕点等。减少甜食和含淀粉量高的食品，包括糖果、米、面类等。还要减少零食，如花生、瓜子、点心等。最好多吃鱼虾、瘦肉、禽类、蛋类，还有水果和蔬菜，这些食物对准妈妈和胎宝宝都是非常有益的。

摄入脂肪过多易导致肥胖

脂肪是释放热量最多的营养元素。脂肪包括植物性脂肪和动物性脂肪，植物性脂肪含有形成细胞膜的成分，因此，准妈妈应该适量摄取。动物性脂肪能给胎宝宝补充部分营养，但它更主要的是变成准妈妈的皮下脂肪，导致准妈妈发胖。因此为了控制好体重，准妈妈应该减少动物脂肪的摄取量。甜食是导致肥胖的另一个重要原因，甜食含有大量的糖分，能量很高，长期大量摄入不但会让体重增加过多，还会增加准妈妈一些妊娠并发症发生的危险。

专家答疑

肥胖都是过量饮食造成的吗？

据专家分析，有些肥胖的准妈妈并不全都是由于饮食过量的缘故导致的肥胖，还应请医生进行全面检查诊治。

❀ 喝牛奶有禁忌

虽然喝牛奶给准妈妈带来不少的好处，但是，喝牛奶也有禁忌。

·牛奶不宜空腹喝：尤其是早上，因为牛奶中含的L-色氨酸有镇静作用，会使准妈妈产生疲乏的感觉或睡意，会影响早上的工作和学习，所以，喝牛奶之前应吃些面包或糕点。一次饮量不超过200毫升：过量的牛奶会造成胃肠蠕动紊乱，产生肠胀气和上腹部不适。

·先热牛奶后加糖。有些人喜欢喝甜牛奶，在鲜牛奶中加糖后再加热，此时牛奶中的赖氨酸与果糖在高温下产生一种有害物质——果糖基赖氨酸。所以，在牛奶煮热后，晾片刻，再加糖为好。

·牛奶、果汁不能同时饮用：任何果汁都含有酸性物质，使牛奶中蛋白质出现凝块，影响食物的消化和吸收，还会造成胃胀。所以，两者饮用至少应间隔1小时以上。

❀ 鸡蛋食用方法要得当

鸡蛋是孕产妇不可缺少的高营养补品，但食用方法要得当，吃的数量不宜过多，每天吃2个即可。在烹制方法上，蒸、煮鸡蛋比煎、炸的容易消化，但蒸、煮鸡蛋不宜过老或过嫩，太老不易消化，太嫩不熟又不卫生。生鸡蛋中含有抗酶蛋白和抗生物蛋白，生食后会影响蛋白质的消化和吸收。另外，生鸡蛋容易沾染细菌等，直接食用可能引起食物中毒，对身体有害。特别是肾功能不好的准妈妈不宜吃生鸡蛋。由于蛋黄中含有较高的胆固醇，身体肥胖和胎宝宝较大的准妈妈不宜多吃。

专家答疑

为什么准妈妈不宜多吃茶叶蛋？

因为茶叶中含有的生物碱和酸性物质，可与鸡蛋中的铁元素结合，对胃有刺激作用，影响胃肠的消化功能。

🌸 焯烫后方可食用的蔬菜

喜欢素食的准妈妈可以选择含铁质丰富的蔬菜，如深绿色的菠菜、油菜、紫菜、海带等。但由于蔬菜中的草酸、植酸会阻碍铁质的吸收，因此，建议吃蔬菜先焯烫或煮过再吃，或加一些柠檬汁凉拌，可降低草酸和植酸的作用，提高身体对铁质的吸收利用率。

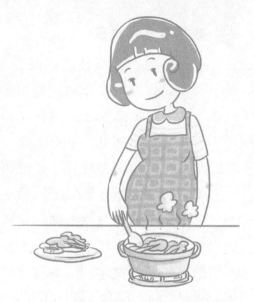

🌸 钙片与铁剂不宜同服

钙和铁都是孕期的重要营养素，许多准妈妈误认为一起吃效果更好，其实不然。钙会降低铁质的吸收率，同时补充钙和铁，人体的吸收效果不是加倍而是减半。因此，准妈妈不要同时服用钙片和铁剂，也不可同时摄取含有高钙和高铁的食物。

🌸 避免暴饮暴食

孕期加强营养，并不是说吃得越多越好。妊娠5个月时，准妈妈下腹部隆起已很明显了，腹部有下坠、松弛之感，食物在胃里不易消化。饮食过多也会营养过剩，导致准妈妈体重大增，对准妈妈和胎宝宝都没有好处。吃得过多会使准妈妈体内脂肪蓄积过多，导致组织弹性减弱，分娩时易造成滞产或大出血。过于肥胖的准妈妈患妊娠高血压综合征、妊娠糖尿病等的可能性增加。吃得过多也使胎宝宝深受其害：一是容易发生难产，胎宝宝体重越重，难产率越高；二是容易出现巨大胎儿，分娩时使产程延长，易影响胎宝宝健康，胎宝宝出生后，由于胎宝宝期脂肪细胞的大量增加，易引起终生肥胖；三是围产期胎宝宝死亡率高。因此，准妈妈要合理安排饮食，每餐最好只吃七八分饱。

❤ 晚餐不宜吃太多

一般来说，晚饭的营养既是对下午工作消耗的补充，又是提供晚上及夜间休息时身体对热量和营养物质的需求。但是，晚饭后的活动毕竟主要是休息及夜间睡眠，因此，晚间对热量和营养物质的需求量不大，特别是睡眠时，只要能提供较少的热量和营养物质，使身体维持基础代谢的需要就够了。准妈妈如果晚饭吃得过饱，营养过多，还会增加肠胃负担。特别是饭后不久就睡觉，人在睡眠时胃肠活动减弱，更不利于消化食物。同样，胎宝宝也是白天活动量大，需要供给的营养多；而夜间活动量小，需要的营养相对减少。因此，准妈妈必须根据本身和胎宝宝的活动规律和对饮食的需要来进食，一定要改变那种早餐对付、晚餐大吃的不良习惯。

❤ 饭后要适当活动

女性怀孕以后，由于身体行动不便，更愿多躺多坐，而不愿多活动。总是吃完饭后躺一会，或者坐下来看电视，很少活动，特别是晚上，更不愿外出散步。饭后懒于活动不仅会造成气血不畅，还使胎宝宝也得不到应有的活动，不利于胎宝宝的生长和发育，可能出现产期延迟，甚至危及胎宝宝的健康。

准妈妈要适当参加一些体育锻炼和家务活动，这样更有利于胎宝宝生长和准妈妈身体健康。譬如在饭后擦擦桌子、收拾碗筷等，做一些力所能及又有利于身体健康的劳动。再有，就是要在饭后特别是晚饭后，在家人陪同照顾下到屋外散散步，活动一下身体，既有利于消化，也有利于胎教。

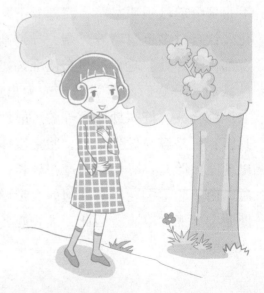

🌸 吃饭不要狼吞虎咽

准妈妈进食是为了充分吸收营养，保证自身和胎宝宝的营养需要。

有的准妈妈吃饭时狼吞虎咽，这对身体健康极其不利。准妈妈吃得过快、食物嚼得不细，进入胃肠道后，食物与消化液接触的面积会大大缩小，会影响食物与消化液的混合，有相当一部分食物中的营养成分不能被人体吸收利用。

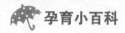
孕育小百科

准妈妈对饮食要有节制，注重饮食种类的调剂和食谱营养素摄入的均衡，以更好地满足自身和胎宝宝的营养需求。

此外，食物咀嚼不够，加大胃肠的消化负担或损伤消化道黏膜，同时使消化液分泌减少，易患肠胃疾病。

🌸 饮食不宜饥饱不一

有的准妈妈担心吃得过多胎宝宝过大或过重，不利于分娩；或者是忧虑自身发胖增重，影响产后体形美，有意识地节食。

如果营养物质摄入受到人为限制，可使准妈妈抵抗力下降，易患多种妊娠期并发症和合并症，还可以使体力下降，不利于日后分娩。还有的准妈妈由于妊娠反应的干扰，不愿吃饭，可能准妈妈本人不觉得饥饿，但实际上因身体得不到营养的及时供应，对胎宝宝生长发育不利。

同样，有的准妈妈大吃特吃，吃得过饱会造成肠胃不舒服。一次吃得过多，人体大量的血液就会集中到胃里，造成胎宝宝供血不足，影响胎宝宝生长发育。

也有的准妈妈长期饮食过量，这样不但会加重准妈妈的肠胃负担，还会造成胎宝宝发育过大，导致准妈妈分娩时难产。

本月的营养饮食安排

从现在开始，准妈妈就要注意饮食，以避免胎宝宝的体重增加过快。膳食品种要多样化，尽可能食用天然的食品，少食高盐、高糖及刺激性食物。

食物种类越多越好

营养学家提倡准妈妈每天要吃的食物种类越多越好，主要目的是加强营养，特别是蛋白质、矿物质和维生素的摄入。

·各种豆类、蛋、瘦肉、鱼类等含有丰富的蛋白质。

·海带、紫菜、海蜇等食品含碘较多。

·动物性食物含锌、铜等微量元素较多。

·芝麻酱、猪肝、豆类及豆制品中含有较多的钙、铁。

·瓜果、蔬菜中含有丰富的维生素。

总之，准妈妈可以根据自己的家庭、生活区域、季节变化等具体情况，科学地安排一日三餐，保证营养的同时，注意不要营养过剩，注意多吃新鲜的蔬菜和水果。蔬菜和水果的种类越多越好，越杂越好。

早晚喝点孕妇奶粉

要想使准妈妈补充足够的营养，又为胎宝宝健康成长提供必需的营养元素，同时又要不过量饮食，杜绝肥胖的发生，一个最好的办法就是喝孕妇奶粉。品质良好的孕妇奶粉含有准妈妈、产妇、胎宝宝必需的各种营养成分，如维生素和各种必需的矿物质元素等。每天喝一点孕妇奶粉是准妈妈最佳的营养补充途径，既方便又有效，每天早晚各1杯，准妈妈就可以安心地得到自己和胎宝宝所需的一切营养。

❤ 多吃富含维生素C的食物

维生素C能增强准妈妈的抗病能力。维生素C还能促进胎宝宝皮肤、骨骼、牙齿和造血器官的生长。柿子椒、紫甘蓝、菠菜等深色蔬菜以及柑橘、猕猴桃、柚子等水果含维生素C均较高。因此，怀孕期间多吃新鲜水果和蔬菜有利于准妈妈补充维生素C。

❤ 合理补充矿物质

为了胎宝宝的发育和准妈妈将来哺乳的需要，准妈妈应合理补充矿物质。矿物质是构成人体组织和维持正常生理功能的营养元素。准妈妈平时要注意摄取以下一些食物：

·准妈妈经常吃一些乳制品、海产品、豆类及豆制品等可以防止钙的缺乏。

·为了防止准妈妈和胎宝宝缺铁，可以吃些虾、蟹、蛤、牛肉等含铁量较高的食物。

·为了防止缺锌，准妈妈可吃些核桃、栗子、花生等含锌较丰富的坚果。

❤ 食用黄瓜的好处

黄瓜含有丰富的钾盐、胡萝卜素以及钙、磷和铁等矿物质。鲜黄瓜含有抑制糖转化为脂肪的丙氨酸、乙酸等成分，有抑制糖转化为脂肪的作用，故对防止孕期准妈妈体重增加过多有益。黄瓜中含有较多的膳食纤维，能促进胃肠蠕动，加速体内粪便的排泄，并有降低胆固醇的作用。

专家答疑

黄瓜怎么吃更有营养？

食用黄瓜生、熟皆宜。熟吃可以切丝、片、丁、块炒菜，生吃时可用冷水洗净去皮直接食用。

最好用食物补血

贫血不是很严重的准妈妈最好食补，生活中有许多随手可得的补血食物。例如有些植物性食品中不但含有铁质、胡萝卜素及其他养分，还易于消化吸收。以下介绍几种常见补血食物。

· 黄花菜：黄花菜含铁量很高，比大家熟悉的菠菜高3倍，还含有维生素C、蛋白质等营养素，并有利尿健胃的作用。

· 黑豆：我国向来认为吃豆有益，尤其是黑豆可以生血、乌发。黑豆的吃法随各人之便，准妈妈可用黑豆炖乌鸡。

· 胡萝卜：胡萝卜富含胡萝卜素。胡萝卜素对补血极有益，所以用胡萝卜煮骨头汤，是准妈妈很好的补血汤饮。

饮食多样化

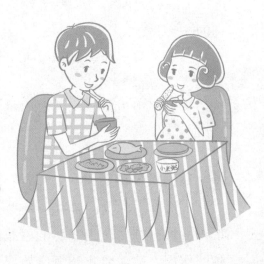

准妈妈要注意饮食，以控制胎宝宝的体重，膳食品种要多样化，尽可能食用天然的食品，少食高盐、高糖及刺激性食物。一般来说，女性怀孕后，每天约需要2500千卡（1千卡=4.184千焦）热量，比平时增加500千卡热量。所以，在妊娠中晚期，每日饮食做如下安排，就能满足准妈妈的需要。

· 主食400～500克；

· 牛奶250毫升或豆浆500毫升；

· 鸡蛋1～2个；

· 鱼虾、肉类100～150克；

· 豆类及豆制品100～150克；

· 新鲜蔬菜500～1000克；

· 水果适量。

尽量粗细粮搭配，荤素食兼有，品种广泛多样，食量合适。关键是要搭配均匀，防止偏食。

❀ 孕期喝水有讲究

水占人体体重的60%，是人体体液的主要成分。

准妈妈饮水不足不仅会感到干渴，还影响体液电解质平衡和体内养分的运送，导致体内各组织和器官的功能紊乱。人体需要维持正常的物质代谢离不开水。

人体内的水有两部分来源：一是机体代谢产生的内生水，二是食物所提供的水。因为准妈妈代谢加快，需水量也有所增加。准妈妈每天大约需1500毫升的水，包括牛奶、汤粥或果汁等。

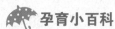 **孕育小百科**

水反复沸腾后，水中的亚硝酸根以及砷等有害物质的浓度相对增加，可能引起准妈妈血液含氧量降低，威胁胎宝宝的安全，因此，不要喝反复煮沸的水。

❀ 本月的食物选择

妊娠5个月的准妈妈饮食必须多样化，应根据个人体质合理安排饮食，保持各种营养成分的均衡摄入，并注意将食物的热量限制在适当范围内。应保证以下食物的摄入：

·富含铁的食物，如海带、紫菜、豆类（包括豆腐）、芹菜、黄花菜、苜蓿、荠菜、胡萝卜缨、苋菜、雪里蕻、木耳、动物肝脏、鸡胗、牛肾等。

·富含铜、维生素B_6、维生素B_{12}、锌、叶酸、钴等营养素的食物，如甘薯、蜂蜜、海带、大枣茶、裙带菜、洋白菜、葛根、豆类、南瓜、牛奶、瘦肉、牡蛎、蛤蜊、动物肝等。

·富含蛋白质的食物，如肉、鱼虾、蛋、豆制品、牛奶等。

·富含优质脂肪的食物，如核桃、芝麻、栗子、桂圆、香菇、鱼头、鸭等。

孕中期每日食物搭配参考

· 粮食：大米、面粉、小米、玉米面、杂粮等不少于400克。

· 动物类食品：禽类（鸡、鸭、鹅等）、肉、鱼虾等150～200克。

· 蛋类：鸡蛋、鸭蛋、松花蛋、鹌鹑蛋、鹅蛋等50～100克。

· 烹调用油：豆油、花生油、香油等20～30克。

· 牛奶或豆浆：250克鲜奶或豆制品50克。

· 蔬菜：500克。

· 水果：200克，以时令新鲜水果为宜。

本月一周配餐推荐

本月周一食谱安排

早餐：红枣大米粥、煮鸡蛋1个

中餐：青椒里脊片、翡翠豆腐、家常蚕豆汤、鸡肉炒饭

午点：橘子1个

晚餐：甘蔗牛肉丸、清蒸南瓜、什锦豆腐汤、二米饭

晚点：牛奶250毫升、玉带糕

本月周二食谱安排

早餐：紫米粥、豆角锅贴

中餐：竹笋烧兔、醋烹绿豆芽、肉丝榨菜汤、大米饭150克

午点：柚子100克

晚餐：清蒸冬瓜鸡肉、豆沙藕夹、雪菜黄鱼汤、豆仁饭

晚点：核桃牛奶酪

本月周三食谱安排

早餐：花生红枣粥、蟹黄包子

中餐：牛肉炖萝卜、蒸香菇、泥鳅汤、肉丁豌豆、米饭

午点：橘子1个

晚餐：蒸猪肝、凉拌菠菜、紫菜萝卜汤、二米饭

晚点：牛奶250毫升、小窝头

本月周四食谱安排

早餐：三宝绿豆糕、鲜牛奶250毫升

中餐：四喜蒸蛋、梅菜豆腐、苎麻根炖鸡汤、大米饭150克

午点：柚子100克

晚餐：干煎黄鱼、干烧豇豆、苎麻根炖鸡汤、大米饭100克

晚点：芝麻粥

本月周五食谱安排

早餐：小米面发糕、咸豆浆

中餐：菠菜鱼肚、樱桃萝卜、阿胶瘦肉汤、大米饭150克

午点：柚子100克

晚餐：蛋皮炒菠菜、豆腐干拌豆角、黄豆芽猪血汤、二米饭

晚点：玉米面蒸饺

本月周六食谱安排

早餐：鸡蛋羹、人参茶

中餐：姜汁炖鸡、番茄炒蛋、鸡肝豆苗汤、大米饭150克

午点：苹果1个

晚餐：海带焖鲫鱼、香菇烧淡菜、牛奶花蛤汤、什锦果汁饭

晚点：饼干50克、甜脆银耳盅

本月周日食谱安排

早餐：豆腐馅饼、水果牛奶

中餐：炒螃蟹、田园小炒、墨鱼花生排骨汤、大米饭150克

午点：橘子1个

晚餐：苋菜牛肉豆腐羹、奶油白菜、墨鱼花生排骨汤、鸡肉炒饭

晚点：白术南瓜粥

本月的营养饮食食谱

如果平时饮食荤素搭配合理，准妈妈一般不会出现营养不良。这段时间准妈妈需要补充维生素D和钙来帮助胎宝宝的骨骼生长。

紫米粥

原料

紫米2杯，莲子1杯，赤小豆1杯，红糖20克。

做法

将紫米淘净，加适量水，以大火煮沸。再将莲子、赤小豆洗净后加入，待水沸后转小火煮至米粒软透，加红糖续煮2分钟，边煮边搅拌，熄火后再闷5分钟即可。

功效解析

紫米营养价值高，能改善便秘，强壮骨骼，对准妈妈缺铁性贫血有补益。

白术南瓜粥

原料

白术9克，南瓜块适量，饴糖少许，大米60克。

做法

将白术水煎取汁；南瓜块、大米洗净同煮粥，加入饴糖，最后加入白术汁拌匀即可。

功效解析

本品具有健脾、化湿、安胎的作用，适用于脾虚湿滞、胎动不安、滑胎的准妈妈。

竹笋烧兔

原料

鲜兔肉500克，春笋50克，葱段、姜片、酱油、豆瓣酱、水淀粉、肉汤、花生油各适量，鸡精、盐各少许。

做法

·将兔肉洗净，切成3厘米见方的块；春笋切滚刀块。

·旺火烧锅，放花生油烧至六成热，下兔肉块炒干水分，再下豆瓣酱同炒至油呈红色时，下酱油、盐、葱段、姜、肉汤一起焖，约30分钟后加入春笋。待兔肉焖至软烂时放鸡精、水淀粉，收浓汁起锅即可。

功效解析

本品具有益气补中、开胃健脾、通肠排便的作用。

玉带糕

原料

熟面粉350克，鸡蛋、白糖、豆沙馅各400克，青梅、山楂糕各15克，葡萄干10克，香油少许。

做法

·将鸡蛋磕开，把蛋清、蛋黄分别放在两个小盆内，先把白糖倒入蛋黄盆内搅匀，再把蛋清抽打成泡沫状，也倒入蛋黄盆内搅匀，最后加入熟面粉，搅成蛋糊。

·木框放在屉内，铺上屉布，倒入1/2蛋糊，用旺火蒸15分钟取出，在蛋糕坯上铺匀用香油调好的豆沙馅，再倒入剩余的蛋糊，铺平，表面用青梅、山楂糕、葡萄干码成花卉形，再蒸20分钟即熟，晾凉后切成10厘米长、3.3厘米宽的块即成。

功效解析

本品有滋阴强身、润肠健胃、生津润肺等功效。

甘蔗牛肉丸

原料

牛肉500克，甘蔗汁半杯，生菜叶数张，酱油2汤匙，色拉油1茶匙，淀粉1汤匙。

做法

·将牛肉洗净绞碎；生菜叶洗净，垫在盘中备用。

·牛肉末加色拉油及酱油调匀，顺同一方向搅和均匀，再加半杯甘蔗汁和淀粉，保持同一方向拌成糊状。

·锅中倒油烧至温热，将糊状牛肉末做成牛肉丸，逐个放在锅中炸至微黄，捞起沥干油，放在菜叶上即成。

功效解析

此菜甜而不腻，又嫩又香，含有丰富的蛋白质、脂肪、钙、磷、铁、烟酸及维生素E等多种营养素，能补脾胃、益气血、除湿气、消水肿、强筋骨，准妈妈食用有利于胎宝宝营养的补充。

醋烹绿豆芽

原料

绿豆芽250克，青红椒50克，花生油30毫升，醋6毫升，白糖3克，葱末2克，姜末2克，花椒10粒，盐少许。

做法

·将绿豆芽择洗干净，沥干水分；青红椒去蒂及子，切成细丝。

·炒锅置火上，放入花生油，烧至七成热，下入花椒炸出香味，捞出弃掉，放入葱末、姜末、青红椒丝煸炒出香味，再放入绿豆芽翻炒至断生，加入盐、白糖炒匀，淋入醋，盛入盘内即成。

功效解析

本品具有滋阴补肾、利尿消肿、降脂开胃的作用。

芥菜炒肉末

原料

猪肉100克，芥菜200克，花生油10毫升，白糖、料酒、花椒各适量，盐、鸡精各少许。

做法

·将猪肉切碎剁成末；芥菜剁成末，挤去水分。

·炒锅上火，放油烧热，下花椒炸糊捞出弃去，放肉末，用手勺推动煸炒，待肉末水分炒干时，加入盐、白糖、料酒、鸡精、芥菜末，翻炒均匀即可。

功效解析

本品对准妈妈有温中利气、开胃消食、解毒消肿、安神醒脑、宽肠通便，以及缓解疲劳的作用。

酸菜炒牛肉

原料

牛肉250克，酸菜250克，白糖1汤匙，酱油2茶匙，淀粉2茶匙，植物油适量，盐少许。

做法

·将牛肉洗净剁碎，用酱油和淀粉拌好备用。

·酸菜洗净，挤掉水分，剁碎备用。

·植物油加入牛肉中调拌；锅中倒油烧热后，炒熟牛肉，装起备用。

·锅留底油，下入酸菜，加入白糖和少许盐翻炒，下入牛肉一起拌炒片刻，即可起锅。

功效解析

牛肉富含蛋白质、锌，常吃可促进胎宝宝生长发育。

翡翠豆腐

原料

豆腐500克，菠菜梗200克，热花椒油15克，盐少许。

做法

·将豆腐洗净，上屉蒸一下，去掉水分，切成细丝，然后用凉水过凉，捞出沥水。

·将菠菜梗洗净，切成段，放入沸水中焯一下，捞出，放入凉水中过凉，捞出沥水。

·将豆腐和菠菜装入盘内，浇上热花椒油，撒上盐，拌匀即成。

功效解析

豆腐中含有钙、磷、钠及钾等矿物质，而菠菜养血，对准妈妈有一定的滋补作用。

豆沙藕夹

原料

鲜藕500克，豆沙馅200克，芝麻、淀粉各30克，鸡蛋1个，白糖、花生油各适量。

做法

·拣去芝麻中的杂质，淘洗干净，炒熟，放入豆沙馅内，加白糖拌匀。

·将鸡蛋磕入碗内，加淀粉及少量的水，搅成蛋糊。

·将藕洗净，切成0.3厘米厚的两片相连的连刀片，抹入豆沙馅备用。

·锅置火上，倒入花生油烧至六成热，将抹好馅的藕片挂上蛋糊，入油锅中炸至金黄色时，捞出，控净油，装盘，再撒上白糖即可。

功效解析

本品能补血安神、清心除烦，非常适合心血不足的准妈妈食用。

雪映红梅

原料

豆腐500克，胡萝卜2根，猪肉100克，水发香菇3朵，鸡蛋3个，熟油15毫升，淀粉5克，料酒适量，盐、鸡精各适量。

做法

·将豆腐片去表皮，用刀抹成泥；将猪肉剁成泥。把豆腐泥与猪肉泥共放入碗内，加盐、鸡精、料酒、淀粉拌匀。

·取3个鸡蛋的蛋清放入碗内，搅打成泡沫状，倒入豆腐肉泥里，搅拌均匀。

·胡萝卜洗净刮皮，雕刻成梅花。

·取大盘1个，抹上油，将豆腐肉泥倒入摊平。把香菇切成粗细不等的小条做梅花枝干，摆在豆腐肉泥上，将梅花放在枝干上。上屉用旺火蒸5分钟，取出即成。

功效解析

此菜含有丰富的蛋白质、钙、磷、铁、锌和胡萝卜素等多种营养素，准妈妈常食有利于胎宝宝骨骼发育。

醋渍小菜头

原料

小菜头150克，芝麻5克，胡萝卜50克，醋适量，盐少许。

做法

·将胡萝卜洗净，切成细丝；小菜头洗净，切成细丝。

·胡萝卜丝、菜头丝放入碗内，用少许盐拌匀，稍腌渍一会儿，沥净水分，放入小盘内，浇些醋，撒上炒熟压碎的芝麻末即成。

功效解析

此菜能够为不吃肉的准妈妈提供丰富的维生素C及钙。

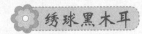

绣球黑木耳

原料

黑木耳、火腿、冬笋各25克，鱼蓉250克，净笋40克，蛋皮50克，鸡蛋清1个，植物油20毫升，香油10毫升，姜末15克，水淀粉30克，鲜汤50毫升，盐、鸡精各少许。

做法

·将黑木耳用温水泡发，择洗干净；冬笋切片；蛋皮、火腿、净笋分别切丝，放入盘内。

·鱼蓉放入碗内，加入姜末、蛋清、水淀粉、盐，搅成鱼糊，并挤成枣大的丸子，摆入平盘内上笼蒸透。

·炒锅上火，倒油烧热，下笋片、木耳煸炒几下，加鲜汤、鸡精、盐烧沸，再放入蒸好的鱼丸，用水淀粉勾芡，淋入香油，起锅装盘即成。

功效解析

本菜具有益气养血、补益虚损的功效，适宜于气血不足、体质瘦弱、贫血的准妈妈食用。

清蒸南瓜

原料

南瓜600克，姜片、盐各少许。

做法

·将南瓜洗净切块备用。

·南瓜排放于蒸盘，撒上少许盐及姜片，放入电饭锅蒸烂即可。

功效解析

本菜可以补中益气、润肺清热、健脾养胃、提高免疫力，同时，还能缓解准妈妈的四肢浮肿。

茼蒿炒萝卜丝

原料

白萝卜200克，茼蒿100克，植物油15毫升，花椒20粒，鸡汤适量，水淀粉、香油、盐各少许。

做法

·将白萝卜洗净切丝，茼蒿洗净切段。

·植物油烧热，放入花椒炸焦，捞出花椒渣。

·白萝卜丝倒入花椒油的热锅中翻炒，加入鸡汤，炒至七成熟时再加入茼蒿炒拌，下盐调味，熟透后用水淀粉勾芡，淋入香油即可。

功效解析

此菜含有丰富的维生素和膳食纤维，具有去脂减肥之功效，准妈妈常吃对控制体重有帮助。

肉丝榨菜汤

原料

猪瘦肉100克，榨菜50克，香油5毫升，料酒、鲜汤各适量，香菜、盐和鸡精各少许。

做法

·将猪瘦肉洗净切成细丝；榨菜洗去咸味，切成细丝；香菜择洗干净，切段。

·汤锅置火上，加入鲜汤（或清水）烧开，下肉丝、榨菜烧沸，加鸡精、料酒、香菜，淋香油，盛入汤碗内即成。

功效解析

此汤肉嫩味美，清香利口，含有优质动物蛋白质、多种矿物质和维生素，并能补充人体需要的水分，适宜准妈妈食用。

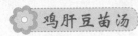

鸡肝豆苗汤

原料

鸡肝2个，豌豆苗50克，鸡汤250克，料酒、胡椒粉各适量，盐少许。

做法

·将鸡肝用清水洗一遍，捞出沥干水，切成薄片，加入料酒和适量清水浸泡2分钟左右；将豌豆苗洗净，投入沸水中略烫一下捞出。

·锅内加入鸡汤烧开，下入鸡肝，小火烫至嫩熟捞出，放入汤碗内。

·撇去锅内汤面上的浮沫，加入盐、胡椒粉调好味，大火煮开。

·豌豆苗放入盛鸡肝的碗中，倒入鸡汤即可。

功效解析

本品对准妈妈因上火引发的口腔发炎、牙龈红肿、口气难闻、大便燥结、小便金黄等情况有一定的改善作用。

紫菜萝卜汤

原料

白萝卜300克，海米、紫菜、料酒、葱末、姜末、香油、食用油各适量，盐、鸡精各少许。

做法

·将白萝卜洗净切丝；海米用温水发好；紫菜撕碎。

·锅内放油烧热，下入海米、葱末、姜末爆香，加料酒和适量水，煮开后倒入萝卜丝，继续煮至熟，加入紫菜，用盐、鸡精调味，淋上香油即成。

功效解析

汤鲜美，味清淡，准妈妈食用可增进食欲、帮助消化、促进胎宝宝骨骼生长。

第九章

孕6月营养饮食

　　6个月的时候，胎宝宝正在迅速增长，这时候胎宝宝通过胎盘吸收的营养是初孕时的五六倍。一般来说，准妈妈这时易感到饿，应多吃虾皮、鱼类等海产品，还应该多吃些瘦肉、猪肝和鸡蛋等含蛋白质多的食物，确保摄取充足的营养。

本月营养饮食要点

这个时候胎宝宝的肾脏和膀胱已经发育健全了，准妈妈要充分摄取胆碱、牛磺酸等营养物质，以满足胎宝宝大脑和神经系统的发育。

确保胆碱的摄入量

胆碱是胎宝宝大脑发育不可缺少的物质。主要存在于蛋类、动物脑、动物心脏与肝脏、绿叶蔬菜、酵母、麦芽、大豆等食物中。胆碱在蛋黄中的含量最高，其次为红肉和奶制品。大豆制品、花生、柑橘和土豆中也含有胆碱。胆碱能增强免疫系统的功能。母体胆碱摄入充足，可促进胎宝宝大脑发育和提高记忆力。准妈妈膳食结构平衡是保证摄入足够胆碱的最好方法。

孕育小百科

随着胎宝宝摄取营养的增多，准妈妈应该多补充一些人体发育所需物质，除供胎宝宝之用外，也要满足自身需要。

食用富含牛磺酸的食物

牛磺酸是一种含硫氨基酸，主要存在于动物内脏、瘦肉、家畜家禽、牡蛎及蛤类等食物中。对胎宝宝的大脑发育起着重要作用，可保护神经细胞、增强学习记忆的能力、促进神经细胞的形成和神经网络的完善，还有促进胎宝宝新陈代谢和器官生长发育，促进钙和脂肪等营养素的吸收，维持视网膜生理功能等作用。牛磺酸还有降低胆固醇的作用，有助于准妈妈控制体重。准妈妈多吃含有牛磺酸的食物，有助于孕育一个聪明健康的宝宝。

🌼 在外就餐有讲究

有些时候，准妈妈不得不在外面就餐，这时就需要注意以下问题。

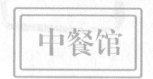

💜 避免单一的料理，最好选择套餐

单一的料理营养不够丰富，容易引起营养失衡。为了摄取均衡的营养素，准妈妈最好选择菜肴种类多样的套餐，并尽可能选择蔬菜多的菜品。

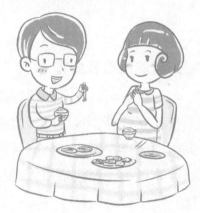

💜 避免西餐，选用中餐

西餐与中餐相比，用油过多，会导致热量超标。准妈妈在选择中餐时，注意避免盐分较多的菜肴。

💜 尽可能节制快餐

汉堡、比萨、鸡排等快餐一方面热量过高，另一方面营养价值较差。同时和沙拉、饮料一起食用的时候，往往一顿饭会吃两顿饭的热量，因此，准妈妈最好避免吃快餐食品。

💜 用茶取代冷饮

与冷饮或含糖量较高的果汁相比，饮用水和茶对身体更有益处，准妈妈可以选择用白开水或淡茶代替其他饮料。

🌼 少吃口味浓重的食物

准妈妈过了妊娠第20周，要注意妊娠中毒症。饮食中要控制盐分的摄入量，以减轻肾脏负担，一天的盐分摄取量应控制在6克以内。尽管这样，盐分在酱油、酱等调味料里含量也较高，很难控制摄取量，准妈妈要尽量少吃口味浓重的食物。在实际烹调中，需要改变以前口重的习惯。吃味道太浓的菜，又吃很多主食，这样很容易感到口渴，于是饮用大量饮料。这样的饮食习惯不仅会吸收过量盐分，还易引起准妈妈肥胖、便秘和贫血等症。

本月营养饮食注意事项

为了保证准妈妈的健康营养饮食，膳食的方式方法尤其重要。另外，对一些特殊体质的准妈妈，在孕期的饮食营养方面要受到特别的照顾。

营养过量有危害

有些准妈妈在孕期往往会盲目大量补充营养，致使营养过剩，导致出现肥胖、妊娠糖尿病等问题。而营养过剩，也包括摄入维生素过量。维生素对人体生理过程起着不可替代的巨大作用，但摄入过多也是无益的。

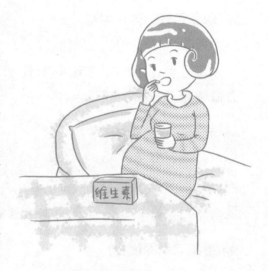

·服用维生素A过量，会引起胎宝宝骨骼异常，或发生腭裂、脑畸形，出生后食欲缺乏、体重轻。

·服用维生素B_6或维生素C过量，可以影响胚胎的正常发育。

·服用维生素D过量，可使胎宝宝出生后血钙过高，智力低下、食欲缺乏、便秘，还可能使硬脑膜裂开。

·服用维生素K过量，可引起新生儿腹泻、腹痛和乏力等症。

·有些准妈妈唯恐胎宝宝缺钙，每天大量服用钙片，并同时服用维生素A、维生素D丸等。这样做的结果，也可使胎宝宝发生高钙血症，出生后的婴儿囟门关闭过早，颌骨变宽而突出，鼻梁前倾，主动脉狭窄，严重时可导致婴儿发育不良、智力低下。

因此，准妈妈不宜大吃大补，以免造成营养过剩。摄入营养素较平时适当多一些，即可确保胎宝宝营养充足、体质强健。

❀ 盲目进补不可取

一些准妈妈，尤其是平时体质较弱的准妈妈，怀孕后觉得自己腹中的胎宝宝生长发育全靠自己供给营养物质，是"一个人吃，两个人用"，怕自己的营养不够。同时，家庭其他成员也担心胎宝宝瘦弱，便在一些滋补品上打主意。于是自作主张，长期服用一些大补之品，以求能使准妈妈身体由弱变强，以利于胎宝宝的顺利生长。其实，滥用滋补品是不必要的，甚至是危险的。任何滋补品都要在人体内分解、代谢，并有一定副作用，包括毒性作用和变态反应。可以说，滋补品用之不当，对准妈妈和胎宝宝可带来种种危害。

❀ 警惕食物过敏

喝酒、吸烟、滥用药物对胎宝宝危害很大，这一点很多准妈妈都了解并注意防范。但是，对于食用过敏食物对胎宝宝发育的影响却不甚了解或者不太重视，因而往往因吃了过敏食物而造成流产、早产、畸形等，即便按期生育，也可致婴儿患多种疾病。约有50％的食物对人体有致敏作用，只不过有隐性和显性之分。有过敏体质的准妈妈食用某些过敏食物，经消化吸收后，可从胎盘进入胎宝宝血液循环中，妨碍胎宝宝的生长发育，或直接损害某些器官，如肺、支气管等，从而导致胎宝宝畸形或患上先天性疾病。

专家答疑

哪些食物容易引起过敏？

引起过敏的食物范围很广，鱼、肉、蛋、奶、菜、果、面、油、酒、醋、酱等都可能引起过敏。但一般来说，常见的也是最易引起过敏的物质主要是蛋白质，包括牛奶、花生、豆类、坚果、海产品等食品。

🌸 怎样预防食物过敏

准妈妈应该如何预防食用过敏食物，可从以下5个方面注意：

·以往吃某些食物发生过敏反应现象，在怀孕期间应禁止食用。

·不要食用过去从未吃过的食物或霉变食物。

·在食用某些食物后，如发生全身发痒、出疹子或心慌、气喘以及腹痛、腹泻等现象时，应考虑到食物过敏，立即停止食用这些食物。

·对海产食物可先少量吃，看是否有过敏反应再决定以后是否食用。如海鱼、虾、蟹、贝壳类食物及辛辣刺激性食物。

·食用蛋白类食物，如动物肉、肝、肾，蛋类，奶类，鱼类等应烧熟煮透，以减少过敏。

🌸 妊娠期糖尿病准妈妈的饮食对策

这个时候，准妈妈要预防妊娠期糖尿病，那么，在针对妊娠期糖尿病方面有什么饮食对策吗？

💗 饮食量要控制

要少食多餐，一次不可进食过多，主食要适当控制，以免导致血糖过高，加重糖尿病的病情或产生巨大儿。

💗 蛋白质的供给要充足

患糖尿病的准妈妈要控制饮食量，但是蛋白质的进食量不能少，要与妊娠期相同的正常准妈妈的每日蛋白质进食量基本相同或略高一些。特别要多吃一些豆制品，增加植物蛋白质的摄入量。

💗 脂肪进食要适量增加

适当增加脂肪以维持每天的供热。多补充含维生素和矿物质丰富的食物。

💗 少吃含糖较多的水果

水果每天最多吃100克，以柚子、猕猴桃为主，也可吃些黄瓜、番茄。西瓜、香蕉、荔枝等含糖量高的水果应尽量避免。

🌸 心脏病准妈妈的营养调理

心脏病准妈妈因怀孕而使心脏负荷增加，可造成胎宝宝慢性缺氧，影响胎宝宝的生长发育。患心脏病的准妈妈心力衰竭的机会也会明显增加，一旦发生心力衰竭，会引起准妈妈死亡、胎宝宝早产甚至死胎。要避免上述情况的发生，除用医药治疗外，科学安排饮食也十分重要。有心脏病的准妈妈的饮食应以清淡、易消化而富有营养为原则，应多食富含B族维生素、维生素C、钙、镁及膳食纤维的食物，如蔬菜、水果等，限制脂肪类食物的摄入。如有浮肿时，应控制食盐摄入量，不可大量饮水；有消化不良、肠胃胀满时，应忌食产气类食物，如葱、蒜、薯类等；当心悸失眠时，应忌喝浓茶及食用辛辣刺激性食物。归纳起来，患心脏病准妈妈在怀孕期间应注意以下几个方面：

·心情要舒畅，情绪要稳定，避免愤怒、激动。

·注意休息，避免劳累，每天卧床应在10小时以上，在妊娠中后期最好停止工作。

·注意营养，宜食高蛋白、低盐饮食。控制饮食量，防止因过胖而增加心脏负担。

·预防感冒，如患感冒应及时治疗。

·妊娠期最危险的时期是妊娠28～34周及分娩至产后1周，在这些时间段，准妈妈及家属应特别当心，如有不适，应及时送医院检查治疗。

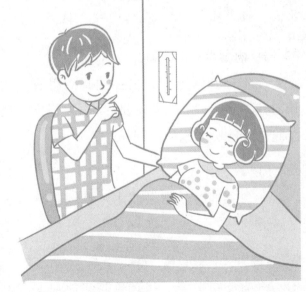

🌸 肾功能差的准妈妈的饮食调理

肾脏功能差的准妈妈要适量增加碳水化合物类食物的摄取。低胆固醇、低脂肪、高维生素的饮食都是保肾饮食。碱性食物有益于肾脏的健康，准妈妈可以适当多吃些。日常生活中，对肾脏有保健作用的食物有冬瓜、西瓜、赤小豆、绿豆、鲤鱼等。高盐饮食因影响水钠代谢，准妈妈不宜多吃。

🌂 孕育小百科

蒸，可以保留菜品的营养，并保持菜品最原始的味道。煮，尽可能地保持菜的营养相对不流失。炖，可使制成的菜肴香鲜味足。

🌸 减少食物热量的烹调方法

不同的食物，其能量多少也不尽相同。即使是同一种食物，由于烹饪方法的不同，其能量含量也不尽相同。蒸、煮、炖的烹饪方式优于煎、炸、烤。

💗 选择肉类中热量少的部位

在牛肉和猪肉中，去掉油脂的里脊、大腿内侧、膝盖等部位的肉相对热量低。鸡肉中，胸脯肉比大腿肉的脂肪含量少，烹饪的时候将皮除去，能够大大减少热量。

💗 使用不粘锅

炒青菜的时候如果使用不粘锅就能减少油的使用量，热量也会随之减低。

💗 烹饪方式：煮、烤、焯

将肉类同生姜、蒜、葱一起放在文火上煮一遍，去油、去膻后再进行烹饪。另外，在烤架上烤制比在炒锅里炒制更能减少食物中的热量，因此应尽量选择前者。

本月的营养饮食安排

怀孕6个月正是胎宝宝快速生长的时期，准妈妈尽量避免寒凉、燥热、辛辣的食物，要注意补充营养，多吃新鲜蔬菜、水果等。

挑选避免发胖的食物

既能均衡摄取必需的营养，又可降低热量、避免肥胖的食物有：

♥ 瘦肉类

肉类是高质量的蛋白质来源，根据食用肉的种类不同，摄取的热量会有差异。从种类上看，鸡肉比猪肉、羊肉的热量低。在同一种类的肉中，应选择脂肪含量低的红色瘦肉。吃脂肪含量高的肉，在烹饪时将脂肪部分剔除。鸡肉、鸭肉最好水煮后再吃，不宜油炸。

♥ 鱼贝类

鱼贝类以低热量、高蛋白而闻名。鱼类当中低热量的有比目鱼、鳕鱼和扁口鱼等白色鱼种。一般来说，鱼的背部蛋白质含量高，腹部脂肪含量高。从烹饪方法上来看，使用烤架比使用煎锅好。

♥ 蔬菜类

蔬菜类热量低，维生素、矿物质和膳食纤维含量丰富。黄绿色蔬菜和蘑菇类、海藻类等可在孕期大量食用。在烹饪方法上，做成沙拉或者凉拌比油盐炒食的好。

♥ 水果类

水果是孕期提倡食用的食品。但水果也有含糖多、高热量的品种，因此应该学会挑选。味道甜的水果，比如香蕉、葡萄、菠萝等的热量较高；柑橘类或水分多的草莓、柚子等热量较低。

从瘦肉中摄取铁

铁在人体血液转运氧气和红细胞合成的过程中起着不可替代的作用。准妈妈血液总量会增加，以保证能够通过血液供给胎宝宝足够的营养，因此孕期对于铁的需要就会成倍地增加。准妈妈如果体内储存的铁不足，就会感到疲劳。通过饮食补充足够的铁尤为重要。瘦肉中的铁是饮食铁的主要来源之一，也是最易于被人体吸收的。

吃番茄可淡化妊娠斑

番茄是一种能够让妊娠斑从准妈妈脸上离开的好食物。只要吃法得当，就可收到奇效。道理何在？原来，番茄祛斑的招数在于它富含番茄红素和维生素C，它们可都是天然的抗氧化物质，经常吃有助于去斑养颜。

樱桃是准妈妈的理想水果

樱桃营养价值非常高，含有丰富的铁元素，有利于生血，并含有磷、镁、钾，其维生素A的含量比苹果高出4~5倍，是准妈妈理想的水果。

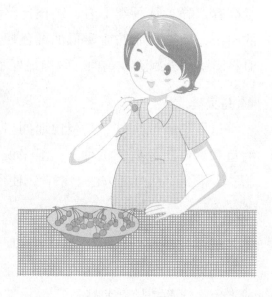

睡前饮杯蜂蜜水

在天然食品中，大脑神经元所需要的能量在蜂蜜中含量很高。如果准妈妈在睡前饮上1杯蜂蜜水，具有安神之效，可缓解多梦易醒、睡眠不香等症状，从而改善睡眠质量。另外，准妈妈每天上、下午饮水时，在水中加些蜂蜜，可缓下通便，能有效预防便秘及痔疮。

适量进食动物肝

孕期准妈妈、胎宝宝都需要铁，铁一旦缺乏容易患孕期贫血或引起早产。所以，在孕期一定要注意摄取富含铁的食物。各种动物肝铁含量较高，但一周吃一次即可。在吃这些食物的同时，最好同吃富含维生素C或果酸的食物，如柠檬、橘子等，以增加铁在肠道内的吸收率。

专家答疑

如何掌握进食动物肝脏的量？

即使是贫血的准妈妈，吃动物肝脏每周也不要超过2次。因为动物肝脏虽然富含锌、铁，但胆固醇含量也很高，准妈妈不宜多吃。

核桃、芝麻补气又养血

核桃和芝麻具有补气养血和安胎的作用。准妈妈吃一些核桃和芝麻，其中含有丰富的脑磷脂、卵磷脂及DHA，是胎宝宝大脑细胞发育的主要原料，这些物质一旦缺乏，就会影响神经系统的发育。不过，核桃和芝麻过度食用容易引起发胖，准妈妈每天吃2～3个核桃或冲1～2杯芝麻糊喝即可。

本月的食物选择

· 富含蛋白质的食物，如肉、鱼虾、蛋、豆制品、乳类等。

· 富含牛磺酸的食物，如鱿鱼、墨鱼、虾等鱼贝类。

· 富含锌的食物，如糙米、黄米、核桃、枸杞子、蜂蜜、绿茶、山药、桑葚、樱桃等。

· 富含钙的食物，如豆制品、雪里蕻、芥菜、骨头、虾皮等。

· 富含维生素C的食物，如蔬菜、新鲜水果等。

· 富含膳食纤维的食物，如蔬菜、水果、粗粮等。

❀ 麦片的最佳食用方法

以燕麦为原料的麦片含有大量维生素B$_1$和维生素B$_2$，还含有丰富的膳食纤维，是准妈妈非常好的食品。可能有很多准妈妈不习惯吃麦片，现将麦片最佳食用方法介绍如下：煮麦片粥的要领是加2～3倍的水，煮好后上面撒上核桃碎或芝麻。用2～3倍的牛奶煮麦片，煮好后上面撒上葡萄干等干果。在汤里加入一些麦片，即成为意大利式浓汤。

❀ 本月一周配餐推荐

本月周一食谱安排

早餐：红枣大米粥、煮鸡蛋1个

中餐：豌豆炒虾仁、香菇炒菜花、黄豆芽猪血汤、鸡肉炒饭

午点：橘子1个

晚餐：清蒸鲈鱼、拌二笋、雪菜蚕豆汤、二米饭

晚点：面包50克、桂圆茶

本月周二食谱安排

早餐：紫米粥、豆角锅贴

中餐：番茄炖牛腩、炝海米菠菜、鸡肝豆苗汤、大米饭150克

午点：柚子100克

晚餐：青椒里脊片、番茄烧豆腐、阿胶瘦肉汤、豆仁饭

晚点：牛奶250毫升、面包50克

本月周三食谱安排

早餐：花生红枣粥、蟹黄包子

中餐：板栗烧鸡、珊瑚萝卜卷、猪肝菠菜汤、肉丁豌豆米饭

午点：柚子100克

晚餐：鱼香肝片、翡翠豆腐、紫菜萝卜汤、二米饭

晚点：牛奶250毫升、鸡蛋果仁发糕

本月周四食谱安排

早餐：三宝绿豆糕、鲜牛奶250毫升

中餐：甘蔗牛肉丸、蛋皮炒菠菜、黄瓜银耳汤、大米饭150克

午点：柚子100克

晚餐：香酥鹌鹑、蚝油菜花、墨鱼花生排骨汤、大米饭100克

晚点：牛奶250毫升、饼干50克

本月周五食谱安排

早餐：小米面发糕、山楂姜糖饮

中餐：黄花菜炒肉丝、枸杞豆腐、肉丝榨菜汤、大米饭150克

午点：橘子1个

晚餐：家常炖鱼、蜜汁甜藕、清汤慈笋、二米饭

晚点：饼干50克、梅子饮

本月周六食谱安排

早餐：鸡蛋羹、豆奶麦茶

中餐：虾皮烧豆腐、木耳炒三白、紫菜冬瓜肉粒汤、大米饭150克

午点：橘子1个

晚餐：粉蒸鸡、奶汤白菜、清炖牛肉汤、什锦果汁饭

晚点：牛奶250毫升、核桃仁酪

本月周日食谱安排

早餐：豆腐馅饼、水果牛奶

中餐：碧绿鱼肚、烧豆腐丸子、雪菜黄鱼汤、大米饭150克

午点：柚子100克

晚餐：甜椒牛肉丝、拌腐竹、鸡块白菜汤、鸡肉炒饭

晚点：牛奶250毫升、蜜汁鲜桃

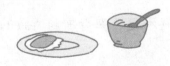

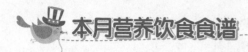 **本月营养饮食食谱**

随着胎宝宝的发育，所需的营养也逐渐增加。准妈妈要注意膳食均衡，避免食欲不振和营养摄入不足。

二米饭

原料

大米100克，小米50克。

做法

·大米和小米分别淘洗干净，放入电饭煲中煮。

·饭焖熟不要立刻断电，再多焖10分钟，即完成。

功效解析

二米饭中的维生素含量丰富，特别是富含B族维生素。另外，小米有滋阴养血的功能。

小米红枣粥

原料

小米100克，红枣（干）30克，赤小豆15克，红糖10克。

做法

将赤小豆洗净泡涨后，先加水煮至半熟，再加洗净的小米、红枣（去核），煮至烂熟成粥，以红糖调味即可。

功效解析

此粥对准妈妈中气不足、脾胃虚弱所致的体倦乏力有较好的食疗作用。

小米面黄豆面发糕

原料

小米面500克，黄豆面250克，小苏打少许。

做法

·将小米面放盆内，加黄豆面、小苏打，再加入温水400毫升左右，拌和均匀，调成稀软面团。

·笼屉内铺好屉布，将稀软面团在屉布上抹平，架在沸水锅中，用大火蒸约20分钟，蒸至面团熟透时出屉，切成菱形块即成。

功效解析

本品暄软膨松，孔多如蜂窝，口味香。小米每100克含铁4.7～7.8毫克，黄豆面每100克含铁8毫克，此糕适合缺铁性贫血的准妈妈食用。

桑葚芝麻糕

原料

桑葚30克，黑芝麻60克，麻仁10克，糯米粉200克，大米粉300克，白糖30克。

做法

·将黑芝麻放入锅内，用小火炒香。

·桑葚、麻仁分别洗净后，放入锅内，加适量清水，用大火烧沸后，转用小火煮20分钟，去渣留汁。

·把糯米粉、大米粉、白糖放入盆内，加煮好的汁和适量清水，揉成面团，做成糕，在每块糕上撒上黑芝麻，上笼蒸15～20分钟即可。

功效解析

本品可缓解孕期肝肾阴虚、身体虚弱、贫血等症。

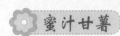
蜜汁甘薯

原料

红心甘薯500克，红枣、冰糖各50克，蜂蜜100克，花生油500毫升（约耗50毫升）。

做法

·将甘薯洗净，去皮，先切成长方块，再分别削成鸽蛋形；红枣洗净去核，切成碎末。

·炒锅上火，放油烧热，下甘薯炸熟，捞出沥油。

·锅置旺火上，加入清水30毫升，放冰糖熬化，放入过油的甘薯，煮至汁黏稠，加入蜂蜜、红枣末搅匀，再煮5分钟即成。

功效解析

本品具有缓解便秘的功效，是准妈妈的美食佳肴。

拌二笋

原料

净春笋150克，净莴笋250克，酱油30毫升，香油25毫升，白糖5克，姜适量，鸡精、盐各少许。

做法

·将姜洗净，切成末；春笋切成4厘米左右的段，一剖两片，再切成手指粗的条；莴笋切成条形滚刀块。

·锅上旺火，放入清水，下入笋条烧沸，改用小火烧几分钟，捞出沥水，放入盘内；莴笋放入碗内，加入盐拌腌几分钟，挤去盐水，也放入盘中与笋条拌匀。

·把酱油、白糖、鸡精、姜末同放入一小碗内调匀，浇在二笋上，淋入香油拌匀即成。

功效解析

本品含有丰富的维生素。

香酥鹌鹑

原料

鹌鹑5只，生菜200克，白糖、醋、葱、姜、花椒、大料、淀粉、花生油、酱油、料酒各适量，盐、花椒盐、辣酱各少许。

做法

·将鹌鹑去毛，开背去内脏，洗净，用开水焯一下捞出，放入凉水中洗净，放碗内，加酱油、盐、料酒、白糖、醋、花椒、大料，添入与鹌鹑持平的水，调好味；葱切段，姜拍破，均放入碗内。

·盛鹌鹑的碗上笼用旺火蒸至断生取出，去掉汤水和配料，用淀粉抹匀鹌鹑表面，晾凉待用。

·炒锅上火，放入花生油，烧至八成热，放入鹌鹑炸2遍，使鹌鹑皮起脆，捞出，用洁净的纱布包住，用手拍松，去掉纱布装盘，周围以生菜叶装饰，随花椒盐、辣酱上桌。

功效解析

本品含有丰富的优质蛋白质、钙、铁和维生素，具有强筋骨、耐寒暑、清热等功效。

芝麻粥

原料

芝麻50克，大米100克，蜂蜜50毫升。

做法

将大米与芝麻分别用清水淘洗干净，放入锅内煮沸，先大火后文火，熬成粥状，调入蜂蜜，拌匀即可服用。

功效解析

此粥补益肝肾，养血和血，润肠通便。适宜缓解孕期肝肾阴虚、身体虚弱、头晕目眩、贫血、肠燥便秘、四肢麻痹等症。

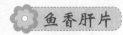 鱼香肝片

原料

猪肝250克，鲜汤250毫升，泡辣椒20克，葱、蒜、酱油、姜、植物油、醋、料酒、水淀粉、白糖各适量，盐、鸡精各少许。

做法

·将猪肝切片，加盐及水淀粉（20克）码匀；姜、蒜去皮，切成末；葱切成葱花；泡辣椒剁成碎末。

·用碗将水淀粉（10克）、料酒、酱油、醋、白糖、鸡精及鲜汤调成味汁。

·炒锅置旺火上，下油烧至七成热时，放入猪肝炒散后倒入泡辣椒、姜末、蒜末。待猪肝变色时下葱花，烹味汁，最后起锅入盘。

功效解析

猪肝含铁、锌丰富，是缺铁性贫血准妈妈的理想食品。

黄花菜炒肉丝

原料

黄花菜50克，瘦猪肉200克，鸡蛋清2个，植物油15毫升，淀粉25克，盐、胡椒粉、鸡精各少许，鲜汤适量。

做法

·将猪肉切丝，加适量盐、鸡精、蛋清、淀粉拌匀；黄花菜用温水泡发，洗净，入笼蒸熟晾凉，切成与肉丝同样长的节；另用鲜汤加胡椒粉、鸡精、盐对成汁。

·锅置火上加入油，烧至六成热，下肉丝，用筷子搅散，再下黄花菜炒匀，随即烹入调味汁混匀，起锅装盘即成。

功效解析

本菜质嫩鲜美，可滋阴清热、养血安神，适宜于心肾阴虚型神经衰弱的准妈妈食用。

甜椒牛肉丝

原料

牛肉、甜椒各200克，蒜苗段15克，植物油20毫升，酱油15毫升，嫩姜25克，淀粉20克，甜面酱、鲜汤各适量，盐、鸡精各少许。

做法

·将牛肉去筋洗净，切丝，加入盐、淀粉拌匀；将甜椒、嫩姜分别洗净切细丝。

·取碗一只，放入酱油、鸡精、鲜汤、淀粉，调成芡汁。

·炒锅上火，放入植物油，烧至六成热，放入甜椒丝炒至断生，盛入盘内。

·炒锅置火上，放入植物油少许，烧至七成热，下牛肉丝炒散，放甜面酱炒至断生，再放入甜椒丝、姜丝炒出香味，烹入芡汁，最后加入蒜苗段，翻炒均匀即成。

功效解析

牛肉含丰富的蛋白质、钙、磷、铁、锌；甜椒富含维生素C和膳食纤维。此菜可增强肠胃蠕动，有助消化。准妈妈常食，对防止便秘很有益处。

桂圆茶

原料

桂圆肉、枣仁（炒）各10克，芡实10克。

做法

将上药同煮成汁。不拘时，随意饮之。

功效解析

本品健脾开胃，养心安神，适用于心悸、失眠多梦的准妈妈。

三色银芽

原料

绿豆芽150克，青、红柿子椒共60克，水发香菇30克，花生油15毫升，香油、盐、白糖各少许。

做法

·将绿豆芽洗净，青、红柿子椒均去蒂及子，水发香菇洗净。再将青柿子椒、红柿子椒、香菇分别切成丝备用。

·将炒锅置火上，放入清水烧沸，下入绿豆芽焯至断生，捞出沥水晾凉。

·将炒锅置火上，放入花生油烧热，下入青椒丝、红椒丝、香菇丝煸炒，加入盐、白糖炒匀，放入盘内冷却，再加入绿豆芽拌匀，淋入香油即成。

功效解析

本品具有清热解毒、利小便等作用。

黄豆炖牛肉

原料

牛肉500克，黄豆250克，料酒、酱油、白糖、葱段、姜片、大料、花生油各适量，盐少许。

做法

·将牛肉洗净，入沸水锅内煮30分钟，捞出洗净后切丁；黄豆去杂洗净，放锅内用小火炒香。

·锅内倒油烧热，放入牛肉丁炒至变色，加入盐、葱段、料酒、酱油、姜片、大料和适量水，烧沸，放入黄豆再烧沸，改为小火焖煮至肉豆熟烂，加入盐、白糖调味出锅即成。

功效解析

本品对准妈妈有养血益气、健脾养胃、缓解水肿的作用。

香菇炒菜花

原料

菜花250克，香菇15克，鲜汤200毫升，花生油15毫升，熟鸡油10毫升，水淀粉10克，葱、姜各适量，盐、鸡精各少许。

做法

·将菜花择洗干净，掰成小朵，放入沸水锅内焯一下捞出；香菇用温水泡发，去蒂，洗净。

·炒锅上火，放花生油烧热，下葱、姜煸出香味，加鲜汤、盐、鸡精，烧开后捞出葱、姜不要，放入香菇、菜花，用小火稍煨入味后，用水淀粉勾芡，淋熟鸡油，盛入盘内即成。

功效解析

本品具有益气健胃、补虚强身，提高机体免疫功能的作用，适用于食欲不振、吐泻乏力的准妈妈食用。

木耳炒黄花菜

原料

木耳（干）20克，黄花菜（干）80克，葱花10克，花生油25克，水淀粉15克，素鲜汤100克，盐、鸡精各少许。

做法

·将木耳放入温水中泡发，去杂洗净，用手撕成片；黄花菜用冷水泡发，去杂洗净，挤去水分。

·锅置火上，放花生油烧热，放入葱花煸香，再放入木耳、黄花菜煸炒，加入素鲜汤、盐、鸡精炒至入味，用水淀粉勾芡，出锅即成。

功效解析

此菜含有丰富的脑及神经系统需要的营养物质，准妈妈常吃此菜，有健脑安神作用，有利于胎宝宝脑组织细胞的发育，提高智力。

黑芝麻甘薯粥

原料

黑芝麻、甘薯、小米、腰果各适量。

做法

·将小米、黑芝麻淘洗；甘薯切块洗净；腰果切碎。

·小米、黑芝麻、甘薯块加水熬至软烂，出锅撒入腰果碎即可。

功效解析

本品具有补肝肾、滋五脏、益精血、润肠燥、防便秘的作用。

雪菜蚕豆汤

原料

雪菜100克，鲜蚕豆25克，鸡胗2个，海米20克，水发香菇6朵，猪瘦肉50克，植物油15克，料酒、胡椒粉、水淀粉各适量，鲜汤500毫升，盐、鸡精各少许。

做法

·将雪菜洗净切丝；猪瘦肉洗净切丝，放入碗内，加少许盐和水淀粉拌匀上浆；蚕豆去壳；鸡胗处理干净后，剞一字花刀，切成块，放入沸水中焯至翻花，捞出；海米用沸水泡发后，冲洗干净；香菇去蒂切丝。

·将炒锅置火上，放入油烧热，下入雪菜煸炒一下，加入鲜汤，稍煮出味，把肉丝抖散入锅，烹入料酒，撇去浮沫，然后下入海米、鸡胗、蚕豆、香菇，待锅再开稍煮片刻，加入盐、胡椒粉和鸡精调味即可。

功效解析

本品清香鲜咸，软嫩可口，含丰富的钙质，将蚕豆与雪菜共同烹制，有助于钙质的吸收利用。

番茄烧豆腐

原料

番茄250克，豆腐2块，植物油25毫升，盐、白糖、酱油、绿叶蔬菜各少许。

做法

·将番茄投入开水中烫一下，捞出去皮，切成薄片；豆腐切成长方块。

·将番茄片放入油锅中小炒片刻，然后加适量的水，煮开后放入豆腐、白糖、酱油，加少许盐，煮透，放入少许绿叶蔬菜即可。

功效解析

豆腐含丰富的植物蛋白，番茄富含维生素C，二者搭配，可健脾开胃、生津止渴。

栗子甘薯排骨汤

原料

栗子（去壳）、甘薯、排骨各400克，红枣4粒，姜2片，盐少许。

做法

·将排骨洗净，切块，焯水捞起待用。

·栗子去壳去衣；甘薯去皮，切大块。

·红枣洗净拍扁去核。

·煮沸清水，放入排骨、栗子、红枣和姜片，武火煮20分钟，转小火煲1个小时，放入甘薯块，再煲20分钟，下盐调味即可食用。

功效解析

本品补气健脾，滋阴补肾，强壮筋骨，可以促进准妈妈脂肪代谢，通便排毒。

猪肝菠菜汤

原料

猪肝150克，菠菜适量，植物油、姜丝各适量，盐、鸡精各少许。

做法

猪肝洗净切片，放入沸水中汆烫10秒，去除血水，捞出备用；将菠菜洗净切段；烧热油，放入姜丝煸香，加入清水，待水沸后加入菠菜以中火煮沸，再放入猪肝，水开后以盐、鸡精调味即可。

功效解析

本品可补铁，适用于缺铁性贫血的准妈妈。

黄豆猪蹄汤

原料

猪蹄500克，黄豆150克，盐、酱油（最好是白酱油）、白醋、米酒、白糖、胡椒粉各少许。

做法

·将黄豆洗净，可提前数小时用清水浸泡备用（一般用水泡一夜即可）。

·猪蹄洗净，切块放入锅内，加水没过猪蹄，并加入米酒、白糖、白醋各一大匙。

·将锅置火上，初用大火烧滚，撇去浮沫，续用小火烧约1小时，加入黄豆及一大碗水慢炖，见黄豆已烂，即加入酱油、盐、胡椒粉，拌匀调味即可盛碗食用。

功效解析

猪蹄中含有较多的胶原蛋白、脂肪和碳水化合物，可加速新陈代谢，增强体质，并且能起美容护肤的作用。因此，黄豆猪蹄汤是孕期的一款好菜品。

第十章

孕7月营养饮食

妊娠即将进入孕晚期，胎宝宝生长得更快了，需要的营养达到最高峰，再加上准妈妈需要为分娩提前储备能量，所以，准妈妈在膳食方面要做相应调整。这时准妈妈需要摄入大量的蛋白质、维生素 c、 B 族维生素、铁质和钙质，但是，准妈妈也不能乱补，以免体重增加过度。

本月营养饮食要点

这个月，胎宝宝体内需要贮存的营养素增多，准妈妈需要的营养也达到高峰。为此，应做到膳食多样化，扩大营养素来源，保证营养素和热量的供给。

注意养气补血

到7个月时，胎宝宝的体重增加很快，各种营养的需要量也相应加大。为了满足胎宝宝生长发育的需要，这个时期的准妈妈需要注意补气养血，否则就会出现贫血、水肿、妊娠高血压等并发症，并会伴随出现腰酸、小腹坠胀、宫缩频繁等不适。可以养气补血的食物包括：动物肝脏、瘦肉、黄豆、红豆、芝麻、红枣、葡萄、桂圆、猕猴桃、胡萝卜、番茄、菠菜、芹菜、油菜，以及鱼、虾、海带、紫菜等食物。

继续补充优质蛋白质

优质蛋白质是维持胎宝宝生命的物质基础，是建造胎宝宝器官组织的重要成分。妊娠中后期是胎宝宝发育的旺盛时期，需要足够的蛋白质。禽类、鱼类蛋白质中含有丰富的蛋氨酸和牛磺酸，这两种成分可调节血压。大豆蛋白中含有人体必需的8种氨基酸且配比均衡，也能降低胆固醇而保护心脏和血管，因此，准妈妈应多食用这些富含优质蛋白质的食物。

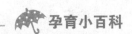

孕育小百科

动物性食品，如瘦肉、奶、蛋、鱼中的蛋白质都含有8种必需氨基酸，数量较多，各种氨基酸的比例恰当，生物特性与人体接近，与人体蛋白质构造很相似，容易被人体消化吸收。

🌸 不要忽略卵磷脂的补充

卵磷脂是构成神经组织的重要成分，属于高级神经营养素。卵磷脂可保障大脑细胞膜的健康及正常功能，确保脑细胞的营养输入和废物输出，保护脑细胞健康发育。对于处于大脑发育关键时期的胎宝宝，卵磷脂是非常重要的益智营养素。孕期缺乏卵磷脂，将影响胎宝宝大脑的正常发育。因此，准妈妈为了宝宝日后的发育，应重视补充卵磷脂。大豆、蛋黄、坚果、肉类及动物内脏中都富含卵磷脂。

🌸 多吃益智食品

人的大脑主要由脂类、蛋白质、碳水化合物、B族维生素、维生素C、维生素E和钙这7种营养成分构成，因此，准妈妈在饮食中如果充分保证这7种营养成分的摄取量，就能在一定程度上促进胎宝宝大脑细胞的发育。富含这7类营养素的食品被称为益智食品。益智食品主要包括：大米、小米、玉米、赤小豆、黑豆、核桃、芝麻、红枣、黑木耳、黄花菜、海带、

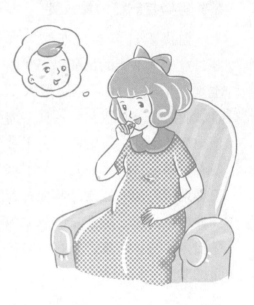

紫菜、花生、鹌鹑蛋、牛肉、兔肉、羊肉、鸡肉、草莓、金橘、苹果、香蕉、猕猴桃、芹菜、柿子椒、莲藕、胡萝卜、橄榄油等。

🌸 菜肴以容易消化为主

由于现在准妈妈的子宫急速增大，增大的子宫上升到胸部，压迫胃部。因此，准妈妈的菜肴应以容易消化的食品为主，并通过煲、煮、蒸、焯等烹调方法深加工，进一步减少胃的负担。油炸或熘炒的烹饪方法不但不易消化而且热量较高，很容易导致肥胖，因此应当避免。

本月营养饮食注意事项

准妈妈要避免妊娠高血压的发生，就要以预防为主，必须减少盐分、水分及糖分的摄取量，这是最基本的常识。同时还应注意烹饪食物的方法和用餐的方式。

继续控制糖的摄入量

糖摄入过多会使准妈妈发胖，过少则不能满足准妈妈和胎宝宝的需要，如果长期摄入不足，脂肪被氧化供热，还会增加蛋白质的消耗，影响胎宝宝正常发育。有条件的准妈妈，为了保证孕期蛋白质、脂肪等其他营养物质的摄入量，应适量限制糖类的摄入比例，一般控制在占总热量的50%～65%为宜。

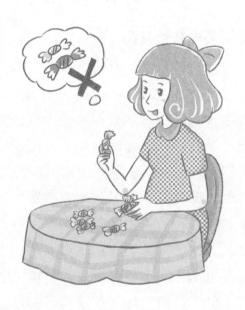

需要限盐饮食

限盐饮食，是指限制食盐的摄取总量，一般认为每天不超过5克。如果准妈妈有以下情况，就应该限盐或者忌盐了：一是患有某些与妊娠有关的疾病，如心脏病、肾脏病；二是准妈妈体重增加过度，同时发生水肿、血压升高等妊娠中毒症状者，否则会进一步加重水肿、使血压升高，甚至有生命危险。准妈妈最好不要吃咸鱼，咸鱼体内含有大量的二甲基亚硝酸盐，进入人体内转化为致癌性很强的二甲基亚硝胺，它可通过胎盘危及胎宝宝。另外，应限制腌制食物的摄入。

烹调中减少盐分的方法

孕期吃盐过多会造成身体水肿、高血压等严重后果。因此，准妈妈必须注意盐的摄取量。如果原来口味偏重，妊娠期间必须转变口味，改吃清淡的食物。下面教你在烹调中减少盐分的方法：

·利用蔬菜本身的强烈气味。如番茄、洋葱、香菇等和味道清淡的食物一起烹煮。

·油香味引起食欲。姜、蒜等经油爆后，能产生浓厚的油香味，让人增加食欲，从而减少食盐的用量。

·酸可减盐。使用白醋、柠檬、苹果、菠萝等各种酸味，来增添食物的味道，如煎烤食物时挤点柠檬汁。

·糖醋的利用。可增添食物甜酸的风味，相对减少对咸味的需求。

·采用易保持食物原味的烹调方法。如烤、蒸、炖等可减少食盐用量，吃出食物的真味。

·尽量少选腌制和加工食物。譬如用新鲜竹笋代替笋干，白切肉换下香肠；多炖煮，少油炸和红烧。

补充维生素要适量

维生素对人体生理过程起着不可替代的作用，但摄入过多也是无益的。在胎宝宝的发育过程中维生素不可缺少，但盲目大量地服用只会对胎宝宝造成伤害。孕期补充维生素首先要根据自身体质而定，不能大补特补。其次，补充维生素要以食补为主，药补为辅。

专家答疑

怎样降低准妈妈体内钠的储存量？

准妈妈多吃新鲜蔬果，增加钾的摄取量，能有效降低准妈妈体内钠的存储量。

🌸 不宜盲目服用鱼肝油

通常，人们都认为鱼肝油和钙片是一种滋补品，有增强体质的功效，于是，怀孕以后，有些准妈妈便盲目地大量服用浓鱼肝油和各种钙制品。实际上，这种做法的结果却适得其反。因为长期服大剂量的鱼肝油和钙质食品，会引起毛发脱落、皮肤发痒、食欲减退、感觉过敏、眼球突出、凝血酶原不足和维生素C代谢障碍等。此外，血中钙浓度过高，还会出现肌肉软弱无力、呕吐和心律失常，使胎宝宝在发育期间出现牙滤泡移位，甚至使分娩不久的新生儿萌出牙齿。所以，怀孕期间不宜服过多的鱼肝油和钙片。

🌸 科学补充维生素D

准妈妈摄入的维生素D，是经过胎盘输送给胎宝宝的。维生素D经过人体代谢，变成控制钙化的激素，它调节小肠吸收磷和钙的比例，促进肾脏对磷盐的清除，控制钙化过程。晒太阳是无偿获得维生素D的好方法，服用富含脂肪的乳、蛋类和鱼肝油是在阳光条件不足时的摄取途径。因为维生素D是脂溶性的，一般每天有10微克的供应便可，孕期和哺乳期并非

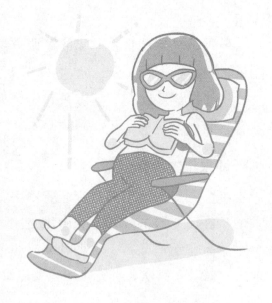

必需增加，除非处在缺少日照的场所，或者准妈妈有遗传性的维生素D缺乏症。妊娠时胃肠对钙的吸收增多，而且若在膳食中增加了牛奶，其含量已足够补充所需。和维生素A一样，过多的维生素D存于体内将不断刺激组织钙化，从而造成心肺发育不正常，也会影响胎宝宝智力的发展。

过量补钙有害无益

很多准妈妈盲目地进食高钙饮食，大量饮用牛奶，加服钙片、维生素D等，其实这样对胎宝宝有害无益。准妈妈补钙过量，胎宝宝有可能得高钙血症，出生后，患儿出现颌骨变宽而突出、主动脉狭窄等，既不利于生长发育，又有损颜面健康。另外，肠道中过多的钙会抑制铁、锌等营养元素的吸收，造成继发性的缺锌和缺铁，并导致宝宝免疫力下降、厌食、生长缓慢、贫血等。一般来说，准妈妈在妊娠前期每日需钙量为800毫克，后期可增加到1200毫克。只要从日常的鱼、肉、蛋等食物中合理摄取就够了。

孕育小百科

牛奶、孕妇奶粉或酸奶是准妈妈每天必不可少的补钙饮品。但补钙并非越多越好。过度补钙，会引起胎盘老化、钙化，分泌的羊水减少，胎宝宝头颅过硬。因此补钙要科学，千万不要盲目补钙。

合理食用阿胶

阿胶性平、味甘，含丰富的动物胶原蛋白，有加速血液中红细胞和血红蛋白生成、改善机体内的钙平衡等作用。入肺、肝、肾三经，具有滋阴养血、补肺润燥、安胎止血的功效，为有效的补血药和妇科用药，属滋补强壮之品。准妈妈出现先兆流产时，可用阿胶和其他中药材配伍，有安胎作用。脾胃虚弱、呕吐泄泻、消化不良者忌用阿胶；早孕反应期胃口不好时也不宜服用；对酒精过敏或合并妊娠高血压综合征时也不宜服用。药补不如食补，准妈妈所需的营养要从食物中获取，没有必要为了滋补身体而吃阿胶。

🌸 服用人参要慎重

孕晚期的准妈妈一般体质偏热，此时如果滥服人参，有可能加重妊娠不适症状，出现兴奋激动、烦躁失眠、咽喉干痛、血压升高等不良反应，医学上称为"人参滥用综合征"，有流产和死胎的危险。最佳的处理方式是准妈妈与医师讨论后再服用，避免发生不必要的麻烦。另外，妊娠晚期部分准妈妈会出现高血压、蛋白尿和妊娠高血压综合征，此时服用人参不得法，有可能升高血压，不利于消除水肿。因此，孕晚期服用人参，弊多利少，必须慎重。

🌸 妊高征的饮食原则

妊娠高血压综合征，简称妊高征，是准妈妈特有的病症，约占所有准妈妈的5％。其中一部分还伴有蛋白尿或水肿出现，病情严重者会产生头痛、视力模糊、上腹痛等症状，若治疗不当，可能会引起全身性痉挛甚至昏迷。由于肥胖者妊娠高血压综合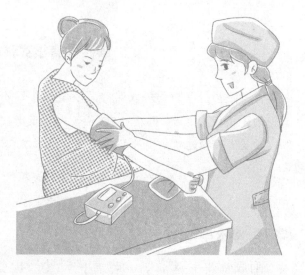征的发病率更高，应引起足够的重视。

有妊娠高血压综合征的准妈妈应严格控制钠盐的摄入，每天限制在3～5克。同时也要避免所有含盐量高的食品如浓肉汁、调味汁、方便面的汤料末；所有的腌制品、熏干制品、咸菜、酱菜；罐头制品的肉、鱼、蔬菜等；外卖油炸食品如比萨饼、薯条等。如果已经习惯了较咸的口味，可用部分含钾盐代替含钠盐，能够在一定程度上改善少盐烹调的口味。还可以用葱、姜、蒜等调味品制出多种风味的食品来满足食欲。

本月营养饮食安排

现在正是胎宝宝大脑发育的高峰期，准妈妈要多吃一些益智食品，从饮食上就开始对未来宝宝进行智力开发。

早餐要吃好

上班族准妈妈为了赶时间，常常会忽略早餐。但是，在怀孕期间，应尽可能吃完早餐再上班。时间实在来不及时，可以先喝点水或牛奶，总之不要空腹。一个不错的办法是在前一天晚上准备可以即热即食的早餐。有些准妈妈常常为了减肥而省略早餐，实际上，越是空腹食物的吸收率就越高，反而更容易在体内堆积脂肪。

每天吃1～2个苹果

苹果甜酸爽口，可增进食欲，促进消化，素有"益智果"与"记忆果"之美称。它不仅富含锌等微量元素，还富含碳水化合物、多种维生素等营养成分，有利于胎宝宝大脑的发育，有助于提高胎宝宝后天的记忆力。准妈妈每天吃1～2个苹果即可以满足锌的需要量。苹果还含有较多的钾，钾可以促进体内钠盐的排出，对水肿、高血压患者有较好的辅助食疗效果。苹果富含膳食纤维、有机酸，易促进肠胃蠕动，增加粪便体积，使之松软易排出，可有效防治准妈妈便秘。

专家答疑

孕妇吃苹果要不要削皮？

苹果皮具有很高的营养价值，皮上的营养成分远远高于果肉。可以用淘米水或淡盐水浸泡几分钟后，再清洗干净，就可以去除残留的农药。

适当吃些苦味食品

准妈妈适当吃些苦味食品，可刺激舌头上的味蕾，激活味觉神经，也能刺激唾液腺分泌唾液；还能刺激胃液和胆汁的分泌，增进准妈妈食欲、促进消化、增强体质、提高准妈妈的免疫力。此外，苦味食品可泻火、清心，使头脑清醒，缓解孕期烦躁情绪。苦味的蔬菜有莴笋、生菜、芹菜、茴香、香菜、苦瓜、萝卜叶等；果品中有荸荠、黑枣、薄荷等；荞麦、莜麦等杂粮也是准妈妈的好选择；莲子心具有很好的清热解毒功效，用沸水浸泡后饮用，适用于准妈妈夏季消暑。

适量食用黄花菜

黄花菜含有人体所需的16种氨基酸和多种矿物质，碳水化合物、钙、磷、铁、胡萝卜素、维生素B_2的含量也较高，特别是含钙、磷最为突出，可为准妈妈提供充足的钙，促进胎宝宝的骨骼发育。黄花菜具有极佳的健脑抗衰功能，有"健脑菜"之称，有利于胎宝宝的大脑发育；而且黄花菜具有显著降低血清胆固醇的作用，能预防妊娠高血压综合征；黄花菜还有止血消炎、利尿安神、健胃等功效，能很好地缓解准妈妈孕期不适。黄花菜中含有黄体酮和生物激素，对准妈妈颇有益处，是十分地道的"益母草"。黄花菜花瓣肥厚，色泽金黄，香味浓郁，食之清香，可凉拌、清炒、做汤食用，是准妈妈常吃的席上珍品。

孕育小百科

最好的黄花菜为蒸制晒干的，颜色为金黄色或棕黄色，花嘴一般呈黑色，而用硫磺薰过或加入过量焦亚硫酸钠的黄花菜色呈嫩黄色或偏白，用手捏有粘手感。所以，尽量选择干、轻、不粘手、无刺激性硫磺味、色泽偏老的黄花菜。

🌸 吃栗子好处多

栗子具有"干果之王"的美称，它不仅含有较多的淀粉，还含有蛋白质、脂肪、钙、磷、锌以及多种维生素等营养成分，这些营养成分对准妈妈和胎宝宝有很大的好处。

· 健脾补肾，提高抵抗力。

· 预防流产、早产。

· 缓解孕期胃部不适的症状。

· 缓解水肿、缓和情绪、缓解疲劳。

· 预防和缓解妊娠纹。

· 促进胎宝宝的发育，特别是促进胎宝宝神经系统的发育。

栗子虽然好吃，但是一次不宜多吃，在吃的时候，要细嚼慢咽，才能起到效果。

💟 利于睡眠的食物

· 燕麦片、全麦面包：含有大量的水溶性膳食纤维，可降低胆固醇，调节血压，促进睡眠。

· 莲子：莲子含有的生物碱等成分具有镇静、降压的作用，还有一定的促眠作用。

· 葵花子：睡前吃一些葵花子，可以促进消化液的分泌，有利于消食化滞、镇静安神、促进睡眠。

· 核桃：是一种很好的滋补食品，能辅助治疗神经衰弱、健忘、失眠、多梦。

· 牛奶：是理想的滋补品，临睡前喝一杯，可催人入睡。

· 苹果：水果中含有果糖、苹果酸以及浓郁的芳香味，可诱发机体产生一系列反应，生成血清素，从而有助于进入梦乡。

❀ 饭前吃水果防便秘

怀孕中后期，膨大的子宫压迫直肠，更容易引起准妈妈便秘。食疗是预防便秘既有效又安全的方法。

准妈妈应注意平时进食不要过精，多吃富含膳食纤维的食物，包括各种杂粮和薯类食品以及丰富的水果和芹菜、卷心菜、菠菜等在内的绿叶蔬菜。全麦谷物同样是很好的选择。在进餐时，调整进餐顺序可起到事半功倍的效果。准妈妈可在吃或喝其他东西之前，可先喝一杯柠檬水。每顿饭都先从沙拉或水果开始，然后再多吃些富含膳食纤维和维生素C的食物，可让准妈妈"便"得更轻松。

❀ 本月的食物选择

鲑鱼、鲈鱼、沙丁鱼等鱼类，绿色蔬菜、冬瓜和胡萝卜，海藻类和豆类、乳制品、麦片等，这些食品都有降低血压的作用，将这些食品搭配食用可以预防妊娠高血压。

相反，奶油、冰激凌、盐腌和晒干的咸味食品、市售饮料等是易使血压升高的食品。虽说不是绝对不能吃，准妈妈还是少吃为好。

准妈妈需要多吃新鲜的蔬菜水果，但千万不要无限量吃水果，以免引起妊娠期糖尿病。准妈妈不宜大量吃桂圆，因为桂圆是温热、大补之品，有可能引发早产、胎动不安等。

专家答疑

孕期可以什么都吃吗？

妈妈不挑食、不偏食，不等于什么都可以吃，有些会引起过敏的食物和任何生的鱼和肉，准妈妈还是应该有选择的进食或在孕期禁止食用。

❀ 不可缺少的酶和辅酶

在妊娠中，最活跃的B族维生素、锰、锌作为辅酶担负着重要的作用。酶与辅酶共同作用，将吃的东西进行消化，促进能量代谢，激活人体细胞发挥正常生理功能。若辅酶不足，能源不能燃烧，即成为发胖的原因。从这个意义上来讲，准妈妈饮食中不可缺少富含酶和辅酶的大豆制品和黄绿色蔬菜。

❀ 本月一周配餐推荐

本月周一食谱安排

早餐：红枣大米粥、煮鸡蛋1个

中餐：清炖鲫鱼、三鲜豆腐、排骨玉米汤、鸡肉炒饭

午点：苹果1个、饼干50克

晚餐：木樨肉、菠菜粉丝、排骨玉米汤、二米饭

晚点：牛奶250毫升、香椿饼

本月周二食谱安排

早餐：阿胶龙骨粥、豆角锅贴

中餐：雪映红梅、拌合菜、紫菜冬瓜肉粒汤、大米饭150克

午点：牛奶250毫升、坚果几枚

晚餐：青蒜炒腰花、干烧豇豆、阿胶瘦肉汤、豆仁饭

晚点：牛奶250毫升、饼干50克

本月周三食谱安排

早餐：花生红枣粥、蟹黄包子

中餐：甜椒牛肉丝、口蘑烧茄子、山药鱼片汤、肉丁豌豆米饭

午点：牛奶250毫升、坚果几枚

晚餐：清蒸鲈鱼、口蘑烧腐竹、鸡肝菟丝子汤、二米饭

晚点：牛奶250毫升、玉带糕

本月周四食谱安排

早餐：三宝绿豆糕、鲜牛奶250毫升

中餐：三色凤尾虾、翡翠豆腐、鸡块白菜汤、大米饭150克

午点：苹果1个、坚果几枚

晚餐：烧鸭肝、香酥柳叶鱼、紫菜萝卜汤、大米饭100克

晚点：牛奶250毫升、饼干50克

本月周五食谱安排

早餐：小米面发糕、红枣茶

中餐：海带焖鲫鱼、香辣黄瓜条、营养牛骨汤、大米饭150克

午点：牛奶250毫升、坚果几枚

晚餐：鲜奶炖鸡、菠菜煎豆腐、黄瓜银耳汤、二米饭

晚点：牛奶250毫升、核桃红枣酪

本月周六食谱安排

早餐：鸡蛋果仁发糕、豆奶麦茶

中餐：板栗烧鸡、奶油白菜、猪肝菠菜汤、大米饭150克

午点：苹果1个、饼干50克

晚餐：炝海米菠菜、绣球黑木耳、黄豆芽猪血汤、什锦果汁饭

晚点：橘子1个、牛肉粥

本月周日食谱安排

早餐：叉烧包、银耳肉蓉羹

中餐：大蒜蹄筋、鲜奶炖鸡蛋、芽菜节瓜猪舌汤、豆仁饭

午点：苹果1个、坚果几枚

晚餐：樱桃虾仁、麻酱白菜心、赤小豆陈皮鲤鱼汤、鸡肉炒饭

晚点：牛奶250毫升、鸡蛋果仁发糕

本月营养饮食食谱

孕7月，胎宝宝体内需要贮存的营养素增多，准妈妈需要的营养也达到高峰。为此，应做到膳食多样化，扩大营养素来源，保证营养素和热量的供给。

豆仁饭

原料

大米250克，嫩蚕豆100克，春笋100克，腊肉50克。

做法

·将春笋、腊肉切成丁；嫩蚕豆去皮洗净。

·大米洗净，倒入锅内，加水煮至快收水时，将蚕豆、春笋丁、腊肉丁撒在饭上，加盖焖至肉、饭均熟，翻匀，起锅即成。

功效解析

本品色泽美观，营养丰富，开胃助食欲，和中益气，适用于妊娠中晚期准妈妈食用，以摄入更多的营养素供给胎宝宝生长发育。

花生红枣粥

原料

糯米100克，花生仁100克，红枣50克，红糖适量。

做法

·将花生仁煮烂，倒入洗净浸泡过的糯米，大火烧开。

·加入切碎的红枣，改用小火煮成粥，食用时加入红糖调匀即可。

功效解析

本品气血双补，益智补脑，对准妈妈和胎宝宝都有益。

三宝绿豆糕

原料

绿豆面1000克，青梅75克，核桃仁、红枣各50克，面粉75克，白糖、桂花各适量，香油5毫升。

做法

·将红枣洗净，放入开水中煮熟，捞出，剥去外皮、枣核，放入大碗内，捣烂，掺入白糖搅匀；把青梅切成细丝，核桃仁压碎。将以上三料与桂花、香油、面粉一并放入大碗内，加少量水，搅拌均匀，即成红枣馅。

·绿豆面放入盆内，掺入白糖，加清水少许，和成面团，包入红枣馅。

·锅置火上，倒入开水，放好笼屉，将制好的面团排放在笼屉上，盖好锅盖蒸10分钟左右，熟后出屉即成。

功效解析

此糕富含蛋白质、碳水化合物、钙、磷、铁等成分，具有清热解毒、降压的功效，适于妊娠高血压患者食用。

芝麻蜂蜜小米粥

原料

小米100克，芝麻20克，蜂蜜适量。

做法

·将小米洗净，放入锅中煮开，再改用小火熬煮10分钟。

·芝麻放入干锅用小火炒熟，待粥开锅后放入芝麻一起熬煮。

·待小米熟烂后，晾温调入蜂蜜即可食用。

功效解析

孕中期，准妈妈常食芝麻蜂蜜小米粥，既可健脾补血，又可润肠通便。

香酥柳叶鱼

原料

柳叶鱼（或一般淡水小鱼）500克，植物油、面粉、盐、黑芝麻、芝士粉各适量。

做法

· 将洗净的柳叶鱼一分两半，一半抹上盐及面粉，另一半粘黑芝麻后再抹面粉。

· 锅中倒油烧热，将柳叶鱼一尾尾置入油锅，然后调至小火，将鱼炸7~8分钟。

· 起锅前再开大火，让鱼彻底炸酥。

· 炸好的鱼捞起后放在纸上吸油。

· 在炸好的鱼上撒芝士粉即可食用。

功效解析

此菜富含钙质，连肉带骨吃，是准妈妈最好的补钙食谱。

草莓绿豆粥

原料

糯米250克，绿豆100克，草莓250克，白糖适量。

做法

· 将绿豆挑去杂质，淘洗干净，用清水浸泡4小时待用。草莓择洗干净后待用。

· 糯米淘洗干净，与泡好的绿豆一并放入锅内，加入适量清水，用旺火烧沸后，转小火煮至米粒开花、绿豆酥烂。

· 加入草莓、白糖搅匀，再稍煮一会儿即成。

功效解析

此粥含有丰富的蛋白质、碳水化合物、钙、磷、铁、锌、维生素C、维生素E等多种营养素，适于准妈妈食用。

青蒜炒腰花

原料

猪腰250克，木耳25克，青蒜100克，酱油、葱、醋、料酒、水淀粉、姜汁、花生油、清汤各适量，盐、鸡精各少许。

做法

·将猪腰切开，去除中间的筋膜，切成块；葱切成丝，青蒜切段，木耳水发后撕成小片，一起放入碗内，加酱油、料酒、姜汁、醋、鸡精、水淀粉和少许清汤，调成芡汁。

·猪腰块用开水焯一下，捞出沥水。炒锅置火上，放油烧热，下腰块稍爆，倒入漏勺沥油。

·炒锅留底油，倒入芡汁炒浓，猪腰回锅，翻炒均匀，淋入少许热油，用盐调味即成。

功效解析

本品具有健脾生血、补中益气等功效，适合准妈妈食用。

花生拌菠菜

原料

菠菜200克，花生50克，熟芝麻20克，植物油适量，香油、醋、白糖各5克，盐、鸡精各少许。

做法

·将花生用温油炸香炸透。

·菠菜洗净，放开水锅内烫熟，再放入冷水中过凉，捞出沥水。

·熟菠菜切段，加盐、白糖、鸡精、醋、香油拌匀，装盘，撒上芝麻和花生即可。

功效解析

花生、菠菜含有大量的膳食纤维，具有促进肠道蠕动的作用，利于准妈妈排便。

木樨肉

原料

五花肉200克，鸡蛋2个，水发木耳、黄花菜各25克，韭黄50克，酱油、料酒、鸡精、盐、香油、葱花、姜末各少许，花生油25毫升。

做法

·将猪肉洗净，切丝；木耳择洗干净，切成丝；黄花菜择洗净，切小段；韭黄择洗净，切小段；鸡蛋打入碗内，加入少许盐，搅匀打散，下入油锅内炒熟，切成小块。

·锅内放入花生油烧热，先下入肉丝稍炒，再加入葱花、姜末、酱油、料酒、盐煸炒，放入木耳、黄花菜及韭黄翻炒，再倒入炒好的鸡蛋，拌炒数下，淋入香油，加入鸡精拌匀即成。

功效解析

此菜营养丰富，可为准妈妈补充蛋白质、铁、钙、维生素E等营养素。

清炖鲫鱼

原料

鲫鱼250克，香菇30克，水发玉兰片60克，花生油25毫升，葱段10克，姜片5克，盐、鸡精、胡椒粉各少许。

做法

·将鲫鱼剖腹，去鳞、鳃及内脏，洗净；香菇用热水泡发，洗净去蒂，切丝；玉兰片切成丝备用。

·炒锅置火上，放入花生油烧热，放入鲫鱼，两面煎黄。

·炒锅置火上，加入清水烧开，放入煎好的鲫鱼和香菇丝、玉兰片丝、葱段、姜片，用大火煮开，转用小火炖至汤白，加入盐、鸡精、胡椒粉调好味，盛入汤碗内即成。

功效解析

本品能促进血液循环，可增进食欲，也可缓解妊娠水肿，准妈妈宜多食用。

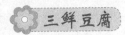 **三鲜豆腐**

原料

豆腐250克，蘑菇5朵，冬笋50克，火腿肠50克，蒜、盐、鸡精、胡椒粉、色拉油、水淀粉各少许。

做法

·将豆腐切成2~3厘米厚的块，入加盐的沸水中烫一下，捞起入清水内；蘑菇、冬笋和火腿肠切片；蒜拍破。

·炒锅上火放色拉油，烧至五六成热，放入蒜、蘑菇、冬笋和火腿肠翻炒。

·放入豆腐（先沥干水分）、盐、胡椒粉、鸡精，加少量清水烧沸入味，用水淀粉勾芡，推匀起锅。

功效解析

本品具有养血补虚、健脾益胃、利水消肿、清热解毒功效，同时，对于准妈妈由肝热胃火所引起的干眼症、牙龈肿痛也有一定的辅助治疗作用。

豆奶麦茶

原料

大麦茶10克，豆奶200毫升，白糖2大匙。

做法

·将大麦茶放入锅中，加水约1000毫升，煮沸后熄火，浸泡15~20分钟，使麦茶的香味溶于水中。

·过滤麦茶渣，稍凉后，再加入豆奶及适量白糖搅匀即可。

功效解析

本品具有解毒、去油腻、开胃助消化等功效，是天然、健康的饮料，非常适合准妈妈饮用。

阿胶龙骨粥

原料

阿胶15克，龙骨15克，艾叶6克，糯米100克。

做法

·将糯米淘洗干净待用。

·将龙骨、艾叶放入锅中，加适量的水煎成汁，将汁去渣。

·再将去渣的药汁与糯米一起煮成粥，待粥将稠时，将阿胶捣碎放入粥中，搅拌均匀令其烊化。

功效解析

本品可养血、止血、安胎，适用于血虚失养、冲任虚寒而致妊娠胎动下血等症。

口蘑烧腐竹

原料

水发口蘑、鲜嫩青豆各50克，水发腐竹200克，花生油25毫升，香油5毫升，水淀粉8克，鲜汤150毫升，葱花、姜末各适量，盐、鸡精各少许。

做法

·将水发腐竹放入锅内稍煮，切段；口蘑切厚片。

·将炒锅置火上，放入花生油烧至六成热，下入葱花、姜末爆香，下入青豆煸炒至六成熟。

·然后放入腐竹、口蘑片、鲜汤烧沸，加入盐、鸡精稍煮，用水淀粉勾芡，淋入香油即可。

功效解析

此菜色泽美观，咸鲜可口，富含蛋白质、钙、磷、铁、锌、维生素B_1、维生素C等多种营养素，具有补脾益气、清热解毒、养护血管、健身宁心等功效。

菠菜粉丝

原料

菠菜500克，水发粉丝100克，海米25克，盐、芝麻酱、醋、蒜、鸡精各少许。

做法

·将菠菜择去黄叶，削去根，洗净，沥干水，切成3厘米长的段，放入开水锅内烫一下捞出，用凉开水过凉，控净水，放在大盘内。

·将水发粉丝放入凉开水中洗一下，捞出，控净水分，切成4厘米长的段，放在菠菜上。

·将海米用温开水泡发好，捞出，撒在粉丝上面；将蒜剥去皮，洗净，用刀拍扁，切成细末。

·将芝麻酱用少许凉开水化好，再放入盐、醋、鸡精、蒜末，搅拌均匀，浇在盘内即成。

功效解析

本品含丰富的胡萝卜素、维生素B_2、维生素C及钙、磷、钾等多种矿物质，具有滋阴平肝、促进消化的作用。

麻酱白菜心

原料

白菜心400克，芝麻酱100克，白糖、葱花、蒜泥、酱油、醋各适量，鸡精少许。

做法

·将白菜心洗净切成细丝，放入盆内。

·芝麻酱中加一点凉开水拌匀，倒在白菜上，加入白糖、鸡精、酱油、醋、葱花、蒜泥，拌匀即成。

功效解析

本品具有健脑、补血等作用，适合准妈妈食用。

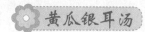 黄瓜银耳汤

原料

嫩黄瓜100克，水发银耳100克，红枣15克，花生油5克，白糖、盐各少许，清汤适量。

做法

·将黄瓜去子切成片；水发银耳撕成小朵洗净，红枣用温水泡透。

·锅内烧油，注入适量清汤，用中火烧开，下入银耳、红枣，煮约5分钟。

·再加入黄瓜，调入盐、白糖，煮透入味即可。

功效解析

此汤色泽鲜艳，味美可口，含有丰富的营养素，有滋补健身、润肺养胃、安胎的作用。

芽菜节瓜猪舌汤

原料

节瓜600克，猪舌400克，黄豆芽300克，盐少许，陈皮适量。

做法

·将黄豆芽去根须，用水洗净，放入锅内，不必加油，炒至软；节瓜刮去茸毛、瓜皮，切去蒂，用水洗净，切块；将猪舌放入滚水中煮5分钟，取出，刮去舌苔，用水洗净；陈皮用水浸透洗净。

·加水入瓦煲内煲至水滚，放入全部材料，中火煲至猪舌熟透，加盐调味即可饮用。

功效解析

节瓜具有清热、清暑、解毒、利尿、消肿等功效，适合妊娠水肿、妊娠糖尿病患者食用。

拌合菜

原料

菠菜150克，胡萝卜100克，白菜心50克，豆腐皮25克，蒜苗15克，香菜1棵，猪瘦肉100克，香油、醋、花生油、水淀粉各适量，盐、鸡精各少许。

做法

·将菠菜择洗干净，用沸水焯一下，捞出放凉开水内冷却，捞出沥水，切成约3厘米长的段，放在大盘内。

·胡萝卜洗净，切成细丝，放入沸水锅内焯一下，捞出放入凉开水内冷却，捞出沥水，放在菠菜上；白菜心切成细丝，放在胡萝卜上。

·蒜苗、香菜择洗干净，均切成3厘米长的段，撒在白菜丝上；豆腐皮切成细丝，放在盘内。

·猪肉洗净，切成细丝，加水淀粉上浆。

·炒锅上火，放入花生油烧至五成热，下肉丝滑散，至色白熟透时捞出，放入温水中冲去油分，沥净水，放在菜的最上面，加入盐、鸡精、醋、香油，拌匀即成。

功效解析

本品具有健脾养胃、润燥通便等功效，适合准妈妈食用。

赤小豆陈皮鲤鱼汤

原料

鲤鱼400克，赤小豆200克，陈皮10克，大蒜1头。

做法

·将鲤鱼治净去肠杂；大蒜剥皮拍烂。

·所有原料共入锅，加水同煮至豆熟烂即成。

功效解析

本品适用于妊娠期准妈妈腿脚肿胀等症。

第十一章

孕8月营养饮食

　　进入孕晚期，由于胎宝宝各器官组织迅速增长，尤其是大脑细胞的增长和胎宝宝体内营养素贮存速度进一步加快，对各种营养的需求是很高的。因此，准妈妈应适当增加微量元素、蛋白质和必需脂肪酸的摄入量，以满足胎宝宝的生长发育。

本月营养饮食要点

孕晚期胎宝宝生长得更快了，再加上准妈妈需要为分娩储备能量，所以准妈妈在膳食方面要做相应调整，以满足自身和胎宝宝的营养需求。

遵循孕晚期的饮食原则

进入孕晚期，是胎宝宝生长发育较快的时期，准妈妈需要大量增加营养以满足胎宝宝肌肉、骨骼和大脑发育的需要。因此，准妈妈的饮食中营养价值要高，应富含蛋白质和微量元素。

♥ 要注意少食多餐

准妈妈每顿吃到七八分饱就可以了。因为人的大脑和胃并不同步，当我们已经吃饱时，大脑并不知道，要等20分钟后才反馈给大脑，大脑才发出指令：停止进食。如果吃饭过快就会不经意吃很多。准妈妈吃得多就会难受，因为子宫底升高挤压胃部，使膈肌上升，压迫心脏会很不舒服。

♥ 要注意饮食均衡

多吃些优质蛋白和粗粮，水果适量，多以番茄、黄瓜为主。要注意补钙，因为胎宝宝的钙全部从准妈妈这里得来。要注意纠正贫血。一方面要给胎宝宝运送足够的养料，另一方面要为分娩做准备，以免分娩后出现贫血，影响产后恢复和母乳喂养。

♥ 饭后要散步

准妈妈要养成饭后散步的习惯，以消耗多余的脂肪，避免胎宝宝长得过大，分娩时造成难产。

适时调整饮食结构

孕晚期是胎宝宝大脑细胞增殖的高峰，供给充足的必需脂肪酸是满足大脑发育的必要条件，多吃海鱼有利于必需脂肪酸的供给。粗粮中富含维生素B$_1$，如果缺乏维生素B$_1$，则容易引起呕吐、倦怠，并在分娩时子宫收缩乏力，导致产程延长。因此平时可适当增加粗粮的摄入。

在饮食上要注意碳水化合物不要摄入过多，也就是不要吃太多主食。可以多吃一些优质蛋白质，比如鱼、虾、大豆、瘦肉等，另外要吃新鲜的蔬菜和水果，补充各种维生素和微量元素。适当减少饱和脂肪酸的摄入，以免胎宝宝过大影响分娩。

饮食安排要合理

准妈妈应根据自身的情况调配饮食，尽量做到膳食多样化，以扩大营养素的来源，保证营养和热量的供给，同时结合自己的体重、是否有糖尿病、工作量大小以及家庭经济状况等综合考虑，制订出一个适当的食谱。

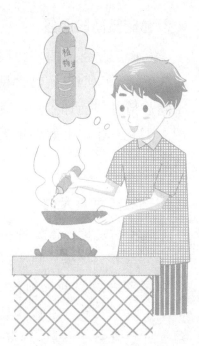

·适当增加豆类蛋白质的摄入，如豆腐和豆浆等。

·注意控制盐分和水分的摄入量，以免发生浮肿。每天饮食中的盐应控制在5克以下。

·选择体积小、营养价值高的食物，如动物性食品；减少营养价值低而体积大的食物，如土豆、甘薯等。这样可减轻胃部的胀满感。

·对于一些含热量高的食物，如白糖、糕点等甜食宜少吃，以防止食欲降低，影响其他营养素的摄入。适当限制油炸食品及肥肉的摄入，可选用橄榄油、花生油等植物油。

🌸 增加高热量食品的摄入

进入孕晚期，准妈妈的基础代谢加强，所以要保持热量摄入与消耗的平衡，过多或过少地摄入热量都没有益处。一般可通过定期测量体重来判断热量摄入量的多少。

准妈妈每周体重增加少于400克的应适量增加热量的摄入，而每周体重增加超过550克的准妈妈则应减少热量摄入。中国营养学会推荐的"膳食营养素摄入量"建议准妈妈在非怀孕期每日的热量摄入基础上增加836千焦，每日主食的摄入量为400克，且注意粗粮与细粮的搭配。

🌸 补硒预防高血压

高血压是常见的妊娠期并发症，特别容易在妊娠晚期发生。国外研究发现，孕期母血硒含量随孕月增长而下降，高血压准妈妈体内缺硒随病情进展而加重。而硒有降低血压、缓解水肿和预防蛋白尿的作用。因此，建议准妈妈每天摄入50微克左右的硒元素，以预防高血压的发生。

🌸 三餐三点要定时

到了孕晚期，准妈妈可以依然保持每天5～6餐。只不过可以将原来的晚点时间提前1小时。即早中晚三餐外，可在10点、15点、20点准备一些点心。在饮食中，多吃一些有养胃作用、易于消化吸收的粥和汤菜。在做这些汤粥的时候，准妈妈可以根据自己的口味和具体情况添加配料，如配一些小菜、肉食一起吃。

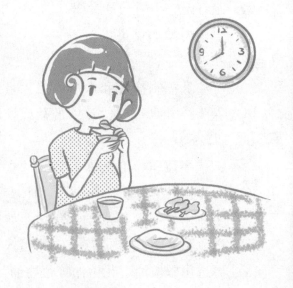

本月营养饮食注意事项

孕晚期是胎宝宝生长发育较快的时期，准妈妈需要大量的营养以满足胎宝宝肌肉、骨骼和大脑发育的需要。因此，准妈妈的饮食营养价值要高。

勿需大量进补，避免巨大儿

在怀孕的最后3个月里，准妈妈要注意合理饮食，勿需大量进补，准妈妈过度肥胖和巨大儿的发生对母子双方健康都不利。准妈妈体重超标极易引起妊娠期糖尿病，临床显示，妊娠期糖尿病患者多数于分娩后能恢复正常。新生儿的体重也非越重越好，3～3.5千克为最标准的体重；2.5千克是及格体重；超过4千克属于巨大儿。巨大儿产后对营养的需求量大，但自身摄入能力有限，所以更容易生病，此外，巨大儿分娩时母亲产道损伤、产后出血概率也比较高。

吃夜宵要适量

因为夜晚是休息睡眠的时间，身体内的器官也同样需要休息，如果准妈妈在临睡前吃得太多，只会加重胃肠道的负担，让肠胃无法充分休息，从

> **孕育小百科**
>
> 睡前，准妈妈吃1根香蕉，能让肌肉松弛，有助眠作用。

而影响营养的吸收和准妈妈的睡眠质量。同时还会造成脂肪的堆积，对控制体重不利，还会导致胎宝宝过大。如果准妈妈确实是因为肚子饿了想吃夜宵，最好安排在睡前2～3个小时吃完，并避免高脂肪高热量的食物。

饮糯米甜酒有害无益

许多地方都有给准妈妈吃糯米甜酒的习惯，并错误地认为糯米甜酒是"补母体、壮胎儿"之物。这种说法是没有科学根据的，相反，会造成胎宝宝畸形。糯米甜酒的酒精浓度虽不如烈性酒高，但即使是微量酒精，也可以毫无阻挡地通过胎盘进入胎宝宝体内，使胎宝宝大脑细胞的分裂受到阻碍，导致其发育不全，并可造成中枢神经系统发育障碍，甚至可发生心脏异常和四肢畸形。

远离刺激性食物

刺激性食物主要是指葱、姜、蒜、辣椒、芥末、咖喱粉等调味料。这些食物用于调味或做菜，有促进食欲、促进血液循环和补充人体所需的维生素、微量元素等作用，正常人吃了是大为有利的。少量的葱、姜、蒜作为调味料，制熟后食用，其辣味大大减弱，因而对人体的刺激也会大大减轻。但生的辣椒、葱、姜、蒜以及芥末、咖喱的辛辣味过重，准妈妈不宜食用。因为，这些辛辣物质会随母体的血液循环进入胎宝宝体内，给胎宝宝造成不良刺激。同时会使准妈妈口干舌燥、生口疮、诱发痔疮、心情烦躁等。

餐后不宜马上运动

餐后马上运动会使消化器官供血减少，致使不能顺利地进行食物的消化、吸收。因为饭后胃肠、肝脏、胰腺等消化器官正处于功能活动旺盛时期，大量血液集中到这些器官，而运动时四肢的需氧量增加，会使准妈妈消化器官供血减少。因此，餐后准妈妈应该躺下休息30分钟左右，采取左侧卧姿势，这样血液向腹部和胃部集中，能供给胎宝宝充分的营养。

本月营养饮食安排

妊娠最后3个月，胎宝宝生长速度是最快的。此时，准妈妈的膳食调配质量要好，品种要齐全。

摄取营养要全面

准妈妈进入了孕晚期，也就是妊娠的最后3个月，是胎宝宝大脑细胞增殖的高峰，供给充足的必需脂肪酸是满足大脑发育的必要条件。孕晚期的饮食应根据这一特点进行合理安排。要多吃含矿物质丰富的食物。特别是含铁和钙丰富的食物。含铁丰富的食物有动物肝脏、菠菜和蛋黄等。动物肝脏中含有血红素、铁、叶酸和维生素E等，是孕晚期补充铁的较好选择。含钙丰富的食物有海鱼、海米和虾仁等。要增加蛋白质的摄入，以防止产后出血，并增加泌乳量。准妈妈要吃富含维生素和膳食纤维的食物。多吃蔬菜水果，有助于防治便秘。

晚餐后控制水分摄入

准妈妈尿频现象具有普遍性，尤其在孕晚期，尿频症状会更严重、更明显。准妈妈如果晚上因为喝水多而多次醒来上厕所，就会极大地影响睡眠质量、缩短睡眠时间，因此准妈妈最好在晚餐过后避免摄入过多的水分。

每天摄取10种以上的食物

现在合理科学地搭配孕晚期的食谱，对保持均衡的营养非常重要。不但要均匀摄取基础食品类，而且应增加菜肴的种类，要制订丰富的食谱，使准妈妈每天能够吃到10种以上的食物。坚持不懈地摄取孕期易感不足的蛋白质、铁、钙等营养成分尤为重要。

❀ 从鱼中摄取优质蛋白质

肉和鱼是优质蛋白质的资源库，尤其推荐从鱼中摄取。为什么呢？因为肉里含有的脂肪会滞留在血管里，易形成动脉硬化，还会导致高血压和发胖。相反，鱼肉中的脂肪对人体有好处，鱼的脂肪多为不饱和脂肪酸，可促进胎宝宝大脑神经系统的发育，还有稳定血压、降脂的作用。

❀ 多吃水果佳肴

准妈妈可以选择一些水果菜肴，比如蜂蜜水果粥、香蕉百合银耳汤、水果沙拉等。准备好半个苹果、半个梨、少许的枸杞，然后放入大米煮成的粥里，水滚后熄火，等温热的时候加入一匙蜂蜜。这样的粥含有丰富的膳食纤维，具有清心润肺、养胃润燥的作用。

❀ 吃些富含花青素的食物

花青素具有极强的抗氧化性，可防止细胞老化、损伤。食物中红、紫、紫红、蓝色等颜色的蔬菜、水果或浆果都富含花青素，例如红甜菜、番茄、茄子、蓝莓、樱桃、紫葡萄等。最重要的是多吃深色的蔬果。

专家答疑

蓝莓中的花青素能改善准妈妈睡眠质量吗？

准妈妈常因为睡姿不适、尿频等原因会产生睡眠不足的问题。蓝莓中富含的花青素具有深入细胞保护细胞膜不被自由基氧化的作用，具有强力抗氧化和抗过敏的功能，能通过血脑屏障，可保护脑神经不被氧化，能稳定脑组织功能，保护大脑不受有害化学物质和毒素的伤害，改善睡眠质量。

巧做海带佳肴

最适合准妈妈的海带吃法是与肉骨或贝类等清煮做汤，或做成海带肉丝、海带虾仁，或凉拌都是不错的选择。用海带煮汤时需注意，海带要后放，不加锅盖，大火煮5分钟即可。炒海带前，最好先将洗净的鲜海带用开水焯一遍，这样炒出来的菜更加脆嫩鲜美。

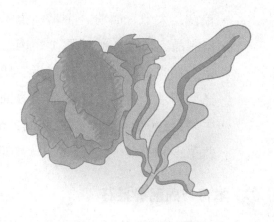

吃芝麻要适量

芝麻含有大量的脂肪和蛋白质，还有糖类、维生素A、维生素E、卵磷脂、钙、磷、铁等各种营养成分，准妈妈食用些芝麻，能够补充身体所需，提高大脑的活力。芝麻还能润滑肠道，补肺益气，对孕期便秘有良好的辅助疗效。芝麻用来做粥效果好，还可以用于制作糕点，芝麻酱、香油、芝麻糊、芝麻拌菜都是常见的食用方式。但准妈妈每天的食用量最好不要超过50克。

本月食物选择

进入最后的冲刺阶段，营养的储备对准妈妈来说显得尤为重要。安全、健康、合理的饮食，是胎宝宝健康出生的必要前提。

·富含蛋白质的食物，如豆制品（豆腐、豆浆等）、鱼等。

·多吃海产品，如海带、紫菜等。

·富含锰、铬的绿色蔬菜以及黑麦有助于骨骼的发育。

·多吃坚果类食品，如松子、榛子等食物有利于胎宝宝感觉器官的发育，并可预防早产。

❤ 本月每日食物搭配参考

- 粮食：大米、面粉、小米、玉米面等370～420克。
- 肉制品：禽类（鸡、鸭）、肉、鱼虾等150克。
- 蛋类：鸡蛋、鸭蛋、鹌鹑蛋、鹅蛋等50克。
- 烹调用油：豆油、花生油、香油等20毫升。
- 牛奶：500毫升。 · 豆制品：60克。
- 蔬菜：500克。 · 水果：100克。

❤ 本月一周配餐推荐

本月周一食谱安排

早餐：咸豆浆、叉烧包

中餐：黄豆炖牛肉、芹菜炒香菇、海蜇荸荠汤、大米饭100克

午点：酸奶1杯、坚果几枚

晚餐：清炖鲫鱼、肉丝炒白菜、山药豆腐肉片汤、二米饭100克

晚点：牛奶250毫升、蒸或煮甘薯

本月周二食谱安排

早餐：青红椒炒饭、荸荠豆浆

中餐：海参鸽蛋、豌豆炒虾仁、黄豆芽蘑菇汤、大米饭100克

午点：苹果1个、饼干50克

晚餐：糖醋鱼卷、酱炒胡萝卜、鲫鱼汤、大米饭100克

晚点：牛奶250毫升、坚果几枚

本月周三食谱安排

早餐：鲜牛奶250毫升、桂花馒头

中餐：紫菜鳗鱼卷、鸡蛋炒丝瓜、排骨冬瓜汤、大米饭100克

午点：酸奶1杯、坚果几枚

晚餐：板栗烧鸡、酱香茄子、火腿冬瓜汤、二米饭100克

晚点：牛奶250毫升、西瓜酪

本月周四食谱安排

　　早餐：肉片炒粉皮、草莓鲜橙汁

　　中餐：糯香排骨、丝瓜炒鸡蛋、鲤鱼萝卜汤、大米饭100克

　　午点：苹果1个、坚果几枚

　　晚餐：芦笋炒瘦肉、炒合菜、花生核桃猪尾汤、三鲜炒饼

　　晚点：饼干50克、葡萄芹菜降压饮

本月周五食谱安排

　　早餐：玉米面发糕、鲜牛奶250毫升

　　中餐：番茄炖牛肉、奶汤白菜、千金鲤鱼汤、大米饭100克

　　午点：酸奶1杯、山楂豆沙糕

　　晚餐：鲤鱼烧萝卜、糖醋黄瓜、冬瓜乌鱼汤、二米饭100克

　　晚点：牛奶250毫升、坚果几枚

本月周六食谱安排

　　早餐：三宝绿豆糕、草莓鲜橙汁

　　中餐：家常海参鱿鱼、蘑菇炖豆腐、海蜇皮汤、大米饭100克

　　午点：苹果1个、坚果几枚

　　晚餐：烂鸡海参、清蒸南瓜、柠檬煲鸭汤、大米饭100克

　　晚点：牛奶250毫升、枣泥凉果

本月周日食谱安排

　　早餐：玉米面蒸饺、煮鸡蛋1个

　　中餐：青瓜炒鱿鱼、凉拌柠檬藕、金针猪心汤、大米饭100克

　　午点：酸奶1杯、枣泥团

　　晚餐：沙茶煎肉、白干炒菠菜、赤小豆陈皮鲤鱼汤、大米饭100克

　　晚点：牛奶250毫升、坚果几枚

本月营养饮食食谱

孕8月，胎宝宝开始在肝脏和皮下储存糖原及脂肪。应保证热量的供给，因此需要适当补充含糖食物，以供胎宝宝迅速生长和体内糖原、脂肪储存。

桃仁牛奶芝麻糊

原料

核桃仁30克，牛奶300毫升，豆浆200毫升，黑芝麻20克，白糖适量。

做法

·将核桃仁、黑芝麻放入小磨中磨碎。

·将核桃仁和黑芝麻碎末与牛奶、豆浆调匀放入锅中煮沸，再加白糖调匀即可。

功效解析

本品富含铁、锌、钙等矿物质元素，可预防孕期便秘，有效地促进胎宝宝的大脑发育。

红枣小米小豆粥

原料

小米100克，红枣（干）30克，赤小豆30克，红糖10克。

做法

·将红豆洗净泡涨后，先加水煮至半熟。

·入洗净的小米、红枣（去核），煮至烂熟成粥，以红糖调味即可。

功效解析

小米含有蛋白质、脂肪、钙、胡萝卜素等，赤小豆富含蛋白质，红枣富含铁，三味互补，有较高的营养价值与益智作用，非常适合准妈妈食用。

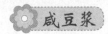 咸豆浆

原料

鲜豆浆300毫升，榨菜末、紫菜、虾皮、油条丁、香菜末各适量，鸡精、盐、酱油各少许。

做法

·将鲜豆浆放入锅内煮开。

·将榨菜末、紫菜、虾皮、油条丁、香菜末、盐、酱油、鸡精放在碗中备用。

·把煮开的豆浆倒入放好调料的碗中即成。

功效解析

本品具有益气养血、健脾补虚、利湿解毒的功效，很适合孕期体质虚弱的准妈妈饮用。

双耳猪脑羹

原料

银耳、香菇、黑木耳各10克，猪脑半副，首乌汁2匙，鹌鹑蛋3个，水淀粉、葱、姜片各适量，盐、鸡精各少许。

做法

·将木耳、香菇洗净，水发切丝；银耳洗净，水发切碎；鹌鹑蛋煮熟，去壳备用；猪脑洗净去筋，上笼蒸熟，切粒备用。

·将木耳丝、香菇丝、碎银耳、猪脑粒一起放入锅内，大火煮沸，改用文火煮熟，再放入去壳的鹌鹑蛋和首乌汁，下入葱、姜片、盐、鸡精调好味，用水淀粉勾芡即可。

功效解析

本品具有补脑强心、宁心安神、养神安胎的作用。

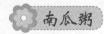 南瓜粥

原料

南瓜500克，大米60克，糯米20克。

做法

· 将南瓜洗净去皮，掏出瓜瓤后切小丁。

· 大米和糯米淘洗干净，用清水浸泡1小时。

· 锅中加入适量清水，煮沸后放入大米和糯米，水再次烧开后转小火煮约20分钟，放入南瓜再煮十几分钟，关火。

· 将粥盛到碗中，用勺子把南瓜搅烂融到粥里即可。

功效解析

南瓜粥可促进肝肾细胞再生，同时对准妈妈恢复食欲及体力有促进作用。

紫菜鳗鱼卷

原料

河鳗750克，紫菜5张，鸡蛋3个，小葱、料酒、淀粉、姜末、香油各适量，盐、鸡精各少许。

做法

· 将河鳗洗净，去背骨、皮，除去筋、刺，用刀斩成细泥，加姜末、料酒、盐、鸡精、鸡蛋清1个、淀粉、香油，搅拌成鱼泥。

· 鸡蛋2个打入碗内，加淀粉、盐，用筷子调匀，在锅内分别摊成5张蛋皮待用。

· 摊开一张紫菜，覆上一层蛋皮，再抹上一层鱼泥，中间放入一根小葱，顺次卷拢。依此方法，做成5条鳗鱼卷，放入蒸笼，用大火蒸10分钟，取出冷却后切成斜刀块即成。

功效解析

本品具有补气养血、祛风除湿之功，为孕晚期进食的佳品。

番茄炒蛋

原料

番茄250克，鸡蛋2个，植物油20克，白糖、盐各少许。

做法

·将番茄洗净后用沸水烫一下，去皮、去蒂，切片待用。

·将鸡蛋打入碗中，加盐，用筷子充分搅打均匀待用；锅里放油烧热，将鸡蛋放入锅中炒熟盛出待用。

·锅留底油烧热，下番茄片煸炒，放盐、白糖炒片刻，倒入鸡蛋炒匀即可。

功效解析

此菜有缓解疲劳、增进食欲、生津止渴、清热解毒、养颜祛斑的功效，还能帮助准妈妈缓解胃胀和积食。

清蒸鲈鱼

原料

鲈鱼1条（500克左右），蒸鱼豉油20克，植物油、姜丝、小葱、各适量，盐少许。

做法

·将鲈鱼收拾干净，鱼身上抹少许盐，撒上姜丝装盘待用；小葱洗净切丝。

·将鲈鱼隔水蒸12分钟，鱼眼凸出时将蒸锅端下火，在鱼身上浇上蒸鱼豉油，再撒上姜丝、葱丝。

·净锅热时放油，待冒烟时将热油浇在鱼身上即可。

功效解析

鲈鱼富含蛋白质、维生素A、B族维生素、钙、镁、锌、硒等营养元素，具有健脑、补肝肾、益脾胃的功效，适合准妈妈食用。

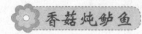 香菇炖鲈鱼

原料

鲈鱼750克，鲜香菇25克，料酒15毫升，鸡精、盐各少许，姜丝、葱段各适量。

做法

·将鲈鱼去鳞，从鳃处掏出内脏，在尾部肛门处横剖一刀，洗净；在鱼身两面均划上4厘米宽距的刀纹，装入汤盘。

·香菇去蒂，洗净，切成1厘米宽的片，与姜丝一并排在鱼身上，葱段放鱼头尾两处。

·然后加清水500毫升及料酒、盐、鸡精，上笼屉用旺火蒸10分钟取出，拣去葱姜即成。

功效解析

本菜品补虚养身、健脾开胃，适合孕期贫血的准妈妈食用。

菠菜牛肉

原料

牛肉200克，菠菜250克，植物油15克，嫩肉粉5克，料酒适量，盐少许。

做法

·将牛肉切片，用料酒、盐腌制10分钟，再用嫩肉粉抓拌均匀；菠菜洗净后切段。

·锅中倒油烧热，将牛肉炒熟后盛起。

·锅留底油，将菠菜放入炒香后，将菠菜置盘底，牛肉置菠菜上即可。

功效解析

本品具有补中益气、安胎补神、健脾养胃的功效。

糯香排骨

原料

嫩猪排180克，糯米200克，青、红椒各1个，花生油5毫升，生姜、白糖、香油、鸡汤、水淀粉各适量，盐、鸡精各少许。

做法

·将嫩猪排斩成长块；生姜去皮切粒；青、红椒切成细粒。

·将斩好的排骨调入部分盐、鸡精、姜粒腌10分钟，再逐块粘上泡好的糯米，入蒸笼蒸20分钟后拿出待用。

·烧锅下油，加入鸡汤、青椒粒、红椒粒，调入剩下的盐、鸡精、白糖烧开，用水淀粉勾芡，下入排骨，淋入香油即成。

功效解析

猪排骨有益气补血、滋阴润燥的作用。此菜所含钙质丰富，补肾健脾，对准妈妈产前补益、增加韧带的伸缩力有较好的效用。

肉片炒粉皮

原料

猪瘦肉100克，粉皮300克，酱油、料酒、醋、水淀粉、葱、姜各适量，清汤50毫升，植物油20毫升，鸡蛋半个，盐、鸡精各少许。

做法

·将粉皮切成长3厘米、宽2厘米的片；猪肉洗净切成片，放入酱油、料酒、鸡蛋、淀粉，抓匀；将葱、姜切成片。

·炒锅上火，加入油烧热，将肉片放入煸熟，加入葱、姜、酱油、料酒、清汤、醋、盐、鸡精，放入粉皮略炒，开锅后略烧片刻，随即放入水淀粉将汁收浓，即可装盘。

功效解析

本品具有补肾益气、滋阴除燥、健胃消食、清热解毒、润肠通便的功效，很适合孕晚期准妈妈食用。

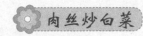 **肉丝炒白菜**

原料

猪瘦肉50克，白菜200克，花生油15毫升，酱油15毫升，淀粉、料酒、葱、姜各适量，盐少许。

做法

·将猪瘦肉洗净，切成丝，用酱油、淀粉、料酒调汁，将肉丝拌好；把白菜择洗干净，放在开水锅里烫过，晾凉后切成3厘米长的丝。

·锅置火上，放入花生油烧热，用葱、姜炝锅后，放入肉丝煸炒，然后放入白菜丝继续翻炒，出锅前撒上少许盐即成。

功效解析

本品有降压的功效，适合妊娠高血压准妈妈食用。

南瓜蒸肉

原料

南瓜600克，猪肉（肥瘦）500克，糯米100克，酱油40毫升，腐乳汁15克，红糖15克，米酒10克，大葱10克，花椒10克，姜5克。

做法

·将南瓜带蒂从把的周围划入四方形刀缝，取把作盖，挖净瓤。

·猪肉刮洗干净，切成约0.3厘米厚、5厘米长的片。

·将糯米、花椒混合，入锅炒黄，磨成米粉。

·大葱、姜洗净，切末。

·猪肉片用葱、姜、腐乳汁、酱油、红糖、米酒拌匀，加入米粉再拌匀，装入南瓜内。

·盖上盖，放在盘内，上笼蒸烂取出即成。

功效解析

南瓜中含有丰富的微量元素钴和果胶，对预防妊娠期糖尿病、贫血等有较好的食疗功效。

番茄炖牛腩

原料

牛腩250克，番茄300克，胡萝卜100克，洋葱1个，大料、花椒、葱、姜、老抽、料酒、蒜、植物油各适量，白糖、盐、鸡精各少许。

做法

·将牛腩切块，凉水入锅，去掉血水捞起备用。

·番茄顶部切口，放入开水里煮片刻，捞起去皮。将去皮的番茄、洋葱切块，入锅煸炒至出汤，然后倒进砂锅里。

·锅内入油烧热，放入大料、花椒、葱、姜爆香，再倒入牛腩，加适量老抽、料酒煸炒至牛腩出油。

·将炒好的牛腩倒入砂锅内，加适量的水，再放入白糖、蒜，大火烧开后转小火炖1.5小时。胡萝卜切滚刀块，放入砂锅内，加盐、白糖，待胡萝卜炖熟后加入鸡精调味即可。

功效解析

此菜含有丰富的维生素、矿物质、糖类、有机酸及优质的蛋白质，具有促进消化、利尿、增强免疫力的作用。

青瓜炒鱿鱼

原料

青瓜200克，黑木耳25克，水发鱿鱼100克，姜片、蒜蓉、盐各少许。

做法

·将青瓜洗净切片；黑木耳浸泡后沥干水；鱿鱼洗净切片。

·青瓜、黑木耳先炒熟装起，再入姜片、蒜蓉、鱿鱼炒香，最后倒入青瓜、黑木耳炒匀，用盐调味即可食用。

功效解析

本菜富含蛋白质、碘、维生素C，能淡化妊娠引起的色素沉着。

沙茶煎肉

原料

瘦肉1000克，沙茶酱3汤匙，酱油2汤匙，蒜末2茶匙，植物油、盐、白糖各少许。

做法

·将瘦肉切成约0.5厘米厚薄片，用沙茶酱、酱油、盐、白糖、蒜末、清水调成的汤汁腌约1小时。

·烧热锅，放少许油，慢火将肉片煎熟即成。

功效解析

本品富含蛋白质，可增强食欲，适合准妈妈食用。

酱炒胡萝卜

原料

胡萝卜150克，豆腐干3块，海米15克，青豆25克，水发香菇100克，花生油20毫升，香油、甜面酱、酱油、白糖、水淀粉、料酒、生姜各适量。

做法

·将胡萝卜洗净，与豆腐干分别切成小方丁；海米用料酒、沸水泡发；香菇切丁；姜切末。

·炒锅上火，放入花生油烧热，下胡萝卜丁、豆腐干丁炸透，呈黄色时捞出；继下青豆，滑炒后起锅。

·锅中留余油，下甜面酱、姜末及水100毫升，炒至均匀，放入海米，翻炒至上色，下胡萝卜、豆腐干、青豆、水发香菇，加酱油、白糖调味，再炒至酱汁入味，用水淀粉勾芡，淋入香油即成。

功效解析

本品含有丰富的胡萝卜素、蛋白质、碳水化合物、维生素、膳食纤维等，可刺激胃肠蠕动，帮助消化，预防便秘。

番茄焖豌豆

原料

番茄150克，豌豆300克，火腿肠50克，植物油15毫升，白糖、盐、胡椒粉、鸡精各少许。

做法

·将番茄入沸水烫过撕皮切丁；火腿肠切丁。

·锅内放油烧至六七成热时，下豌豆略炒，加适量清水、盐和白糖，烧开后用中火煮至豌豆松软汁少时，放番茄丁、火腿肠丁合炒，用鸡精、胡椒粉调味即可。

功效解析

本品具有益脾健胃、生津止渴等功效，适宜准妈妈食用。

山药香菇鸡

原料

山药100克，鸡腿1个，胡萝卜1根，鲜香菇5朵，料酒、酱油各适量，盐、白糖各少许。

做法

·将山药洗净去皮，切成片；胡萝卜去皮，切成片；香菇泡软，去蒂，打上十字花刀。

·鸡腿洗净，剁成小块，沸水焯过，去除血水后沥干。

·将鸡腿放锅内，加入盐、白糖、料酒、酱油和水，放入香菇，用小火慢煮。

·煮10分钟后，放入胡萝卜片、山药片，煮至山药片熟透后即可。

功效解析

山药含有淀粉酶、多酚氧化酶等物质，有利于脾胃消化吸收。而且山药中含有皂苷、黏液质、胆碱、维生素C等营养成分以及多种矿物质，对准妈妈有很好的保健作用。

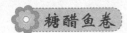 糖醋鱼卷

原料

鳜鱼300克，淀粉、葱段、姜丝、醋、番茄汁、香油、酱油、植物油、水淀粉、蛋清、植物油各适量，白糖、盐、鸡精各少许。

做法

·将番茄汁、白糖、醋、盐、酱油、香油放锅内烧开，用水淀粉勾芡调成糖醋汁。

·鱼肉切成薄片，加盐、鸡精、蛋清腌入味，卷入姜丝、葱段，裹上淀粉。

·锅内加油烧至七成热，投入鱼卷，炸成浅黄色，捞出沥油，摆在盘内，浇上糖醋汁。

功效解析

此菜色泽浅黄，鱼肉脆香，甜中带酸，爽口醒胃。

奶汤白菜

原料

白菜1000克，淡奶1罐，花生油、水淀粉各适量，盐、鸡精、白糖各少许。

做法

·将白菜洗净，去叶部半截，留叶梗至头部约10厘米，纵切两半；白菜经开水烫一下，捞出，控干水分。

·锅内放花生油烧热，加适量清水、盐、鸡精、白糖调味，用水淀粉勾芡至汁浓时，倒入淡奶，推匀。放入白菜略煮，入味后，取出白菜整齐码放在盘中，淋入原汁即成。

功效解析

本品香嫩绵软，奶味浓郁；富含膳食纤维，有利于缓解便秘，适合准妈妈食用。

🌸 花生鱼头汤

原料

鲢鱼头300克，花生仁100克，腐竹、干红枣、姜片各10克，植物油15克，盐少许。

做法

·将花生仁洗净，用清水浸半小时；腐竹洗净，浸软切小段；红枣去核洗净。

·鱼头洗净，斩开两半，下油锅略煎。

·把花生仁、红枣、姜片放入锅内，加清水适量，武火煮沸后文火煲1小时，放入鱼头、腐竹再煲半小时，放入盐调味即可。

功效解析

此汤对准妈妈具有益气养血、清补脾胃的作用。

🌸 山药豆腐肉片汤

原料

猪瘦肉、山药各50克，豆腐1块，料酒、胡椒粉、水淀粉各适量，盐、鸡精各少许。

做法

·将猪瘦肉洗净切片，用盐、料酒、水淀粉调味备用；山药削皮洗净切片；豆腐切小块。

·汤锅内加清水和豆腐块，小火烧5分钟后放山药，改用大火烧沸后滑入肉片，再烧沸后放胡椒粉、盐和鸡精调味即成。

功效解析

山药与豆腐煮汤可清热祛湿、健脾利尿，可缓解准妈妈水肿、腰膝无力等症状。

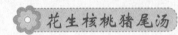 花生核桃猪尾汤

原料

猪尾骨400克，花生米、核桃仁各50克，盐少许。

做法

·将猪尾骨洗净切块；核桃仁浸泡去皮。

·将适量的水煮沸，加入猪尾骨、花生米和核桃仁，重新烧开后，转小火炖1.5～2小时，用盐调味即可。

功效解析

本品可壮腰健肾，补钙，缓解腰酸背痛等症。

 砂锅紫菜汤

原料

紫菜（干）、竹笋、鲜香菇、小白菜、豆腐干各50克，花生油15毫升，香油、酱油各5毫升，盐、鸡精各少许，姜、素汤各适量。

做法

·将紫菜去净杂质，用手掰成碎块；香菇、豆腐干都切成细丝；竹笋洗净去硬壳后煮，煮熟后切成细丝；小白菜洗净，切段备用；姜洗净去皮，切成姜末。

·炒锅放在火上，倒油烧热，放入香菇丝、笋丝、豆腐干丝略煸一下，倒入素汤、紫菜烧沸；将做好的料汤倒入砂锅内，加入酱油、盐、鸡精、姜末，当汤汁沸时，滴入香油，放入小白菜略烧即成。

功效解析

本品能缓解孕期水肿，预防贫血。

第十二章

孕9月营养饮食

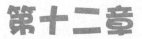

怀孕期间的营养摄取原则是在整个怀孕阶段都要全面、均衡，而不是某段时期只需要某种营养。只要是准妈妈能直接合理地从饮食中获取营养，胎宝宝就能从准妈妈的身体里获取全面、充足的营养。所以，这就要求准妈妈在饮食中注意食物的多样性，胎宝宝也就能够吸收到均衡的营养。

本月营养饮食要点

由于在孕晚期胎宝宝生长很快，此时，准妈妈体内应贮存足够的营养素，所以要特别重视妊娠最后阶段营养的补充。

了解营养需求

在第9个月里，准妈妈必须补充维生素和足够的铁、钙、铜等，以保证机体对营养的需求。妊娠晚期，准妈妈每日需要90克蛋白质，来满足胎宝宝生长、子宫增大、乳腺发育和血液增加的需要；需要钙1~1.5克，以满足胎宝宝骨骼的生长所需；需要铁35毫克，因为胎宝宝为了形成血液会吸收母体大量的铁。此期间准妈妈维生素的摄取量也有要求：维生素A每天需900微克，维生素B_1需1.5毫克，维生素B_2需1.7毫克，烟酸需16毫克，维生素C需130毫克。

孕晚期注意补充维生素K

在孕晚期，准妈妈应注意摄食富含维生素K的食物，以预防产后新生儿因维生素K缺乏引起颅内、消化道出血等。维生素K有"止血功臣"的美称，经肠道吸收，在肝脏能生产出凝血酶原及一些凝血因子。若准妈妈维生素K供给不足，血液中凝血酶原减少，易引起凝血障碍，发生出血症。

专家答疑

富含维生素K的食物有哪些？

预产期前1个月的准妈妈，尤其应该注意每天要多吃些富含维生素K的食物，如菜花、白菜、菠菜、莴苣、苜蓿等，必要时可在医生指导下口服维生素K。

保证B族维生素的摄入

为了平安度过最后一段日子，每餐不能忘记B族维生素。特别是维生素B_1，这是因为准妈妈需要维持良好的食欲与正常的肠道蠕动。妊娠晚期维生素B_1摄入不足，准妈妈容易发生呕吐、倦怠，还会影响分娩时子宫收缩，使产程延长，分娩困难，发生危险。每餐以黄绿色蔬菜为主，若一次吃不完的话可分成几次吃完。

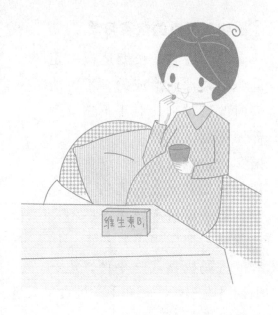

准妈妈应每天保证摄入400克蔬菜以充分补充B族维生素。特别是B族维生素中的叶酸有稳定情绪、增进食欲、缓解疼痛的作用，是准妈妈必不可少的营养素。为了支撑大肚子，准妈妈很容易疲劳，因此，应多摄取富含叶酸的食物，以保证自身和胎宝宝的需求。

多吃富含铜的食物

铜是人体饮食结构中必不可少的组成部分，它在人的很多生理过程中起着重要的作用，尤其是在人的快速生长和发育时期。铜是妊娠期必不可少的营养物质，胎宝宝通过胎盘来吸收铜，以维持生长和发育的需要。

在胎宝宝出生前的三个月摄取充足的铜，对胎宝宝生长发育更为重要。妊娠期的准妈妈争取保证合理的营养，因为，只有均衡的营养才能保证准妈妈对铜元素的需求量。含铜较多的食物包括海鲜、动物肝脏、粗粮、坚果、豆类、巧克力、红色肉类、蘑菇以及木瓜等，准妈妈要在平时的饮食中注意多吃以上富含铜的食物，以保证摄入足够的铜，促进胎宝宝的生长发育。

🌸 纠正不良的饮食习惯

饮食习惯是长期适应一定的生活条件而形成的，不可能一时改变过来，对于不违反营养原则的饮食习惯可给予适当照顾，这也有利于促进食欲，使食物得到充分的消化、吸收和利用。但对准妈妈一些不良的饮食习惯应当予以纠正，如有的准妈妈喜欢吃零食，边看电视边吃东西，不知不觉进食了大量的食物，这种习惯非常不好，容易造成营养过剩。

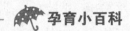
☂ 孕育小百科

面包和某些面食中含有一定量的碳水化合物，可以有效克服失眠症状。但是患有腿脚抽筋、消化不良等症状的准妈妈，在睡前应忌食。

肥胖准妈要注意饮食有规律，按时进餐，可选择热量比较低的水果作为零食，不要选择饼干、糖果、油炸土豆片等热量比较高的食物作为零食。

🌸 多胎妊娠的营养补充

多胎妊娠比单胎妊娠的准妈妈身体的负担要大，对于营养的需要会更高。因此，准妈妈要多吃，并且要吃营养含量较高的食物。准妈妈需要更多的蛋白质、矿物质、维生素和必需的脂肪酸，还要保持体重，是一件不易之事，同时还要补充铁，因为多胎妊娠的准妈妈常常会患有缺铁性贫血。

多胎妊娠的准妈妈通常比单胎妊娠的准妈妈更容易出现胃灼痛。这是因为增大的子宫底部上升，压迫到胃部，影响了消化功能，少量的胃酸返流进入食道，令人不适。要减轻这些不适症状，就要减轻胃肠的负担，维持少食多餐的饮食习惯，睡前不进食，少吃酸味重、含强烈香料的食物，以免刺激肠胃。

本月营养饮食注意事项

妊娠晚期，胎宝宝在母体内的生活时间所剩无几，准妈妈更要注意合理安排自己的饮食，以达到各种营养素之间的平衡，以免出现有损准妈妈以及胎宝宝健康的事情发生。

远离可能导致早产的食物

为了更好地预防发生早产现象，准妈妈应科学合理地安排饮食，远离那些可能导致早产的食物。

·少食山楂。山楂可加速子宫收缩，可导致早产。

·维生素A不可过量。过量的维生素A会导致早产和胎宝宝发育不健全。猪肝含极丰富的维生素A，准妈妈注意不要大量进食。

·忌食薏苡仁、马齿苋等滑利之品。薏苡仁对子宫肌肉有兴奋作用，能促使子宫收缩，因而有诱发早产的可能；马齿苋性寒凉，对子宫有明显的兴奋作用，易造成早产。

·少吃杏仁。杏仁味苦性温，且有滑胎作用，准妈妈要慎用。

·少吃茴香、花椒、胡椒、桂皮、辣椒、大蒜等辛热性调味料。

适当控制进食量

孕晚期，胎宝宝发育基本成熟，准妈妈应适当控制进食量，特别是高糖、高脂肪的食物，以免给分娩增加困难。此外，脂肪性食物里含过多的胆固醇，会使血液的黏稠度升高、血压升高，准妈妈可能会因此出现高血压病症。因此，妊娠后期的食品应该以量少、丰富多样为主。采取少食多餐的方式，多吃富含蛋白质、矿物质和维生素的食物，但热量不能增加过多，以免体重增长过快。

加餐要多样

在孕晚期，准妈妈需要更多的营养，以往一日三餐的饮食习惯不能源源不断地提供所需营养，加餐是补充营养最好的方法。加餐要注意食物的多样化和营养的均衡。准妈妈可以将煮鸡蛋、牛肉干、鱼片干、豆腐干、全麦饼干、青稞粉、藕粉都增添到加餐的食谱当中。每顿加餐中，尽量将蛋白质类的食物包括蛋、肉等控制在25克以内，淀粉类的食物也应有所控制，同一类的食物不要重复食用，最好变着花样吃。

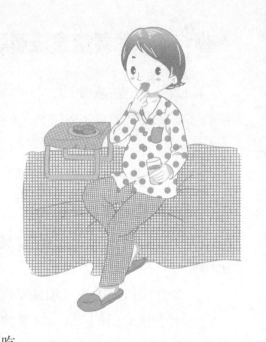

吃些预防便秘的食物

进入孕晚期，由于准妈妈活动及胃肠的蠕动相对减少，容易造成便秘。为此，可通过饮食进行调理。

·富含膳食纤维的食物：蔬菜，如芹菜、扁豆、白菜、油菜等；水果，如苹果、橘子等。

·含水多的食品：如果汁、牛奶、清凉饮料、酸奶等，也可多饮水。

·润肠食品：富含油脂的食物，如植物油、核桃仁、芝麻等。

·含镁的食品：如香蕉、梨等。

吃点心·减缓恶心

有些准妈妈在妊娠晚期会再度发生食欲减退、呕吐的情况。如不及时纠正，就会造成胎宝宝营养障碍。因此，被恶心、呕吐所困的准妈妈最好能在两顿正餐之间吃些小吃和点心，以减缓恶心、呕吐的症状。

❀ 少吃感光食物

研究发现，有些食物可以起到防晒的作用，或是帮助巩固防晒效果，但并不是所有食物都能防晒。事实上，有一些感光食物可能还会帮倒忙。感光食物有一个共性，就是感光性强。如果大量摄入就会降低肌肤的抗晒能力，加速皮肤表面色素的沉着。比较常见的感光食物主要有柠檬、橘子、香菜、芹菜等。这些食物里都含有感光类物质，经紫外线照射后，皮肤易出现过敏、发炎、色素沉着，使妊娠斑变得更加明显。当然，考虑到孕期营养的需要，不必完全放弃食用它们，只要不过度食用或不在阳光明媚的日子里外出前吃，就无大碍。

❀ 适量食用酵母片

酵母片是在制造啤酒过程中，由发酵液中滤取酵母，洗净后加入适量蔗糖，再经干燥粉碎后制成的。酵母片中的维生素B_2可促进胎宝宝视觉器官的发育，并对胎宝宝的皮肤有营养作用，使其细腻柔嫩，防止皮肤疾患；维生素B_6对准妈妈呕吐现象有明显的缓解作用；维生素B_1可促进消化液的分泌，增强准妈妈的食欲，进而促使胎宝宝的健康成长。

❀ 饮食不要过甜或过咸

妊娠晚期最可怕、最危险的情况就是妊娠高血压综合征。想要预防妊娠高血压综合征，必须减少盐分、糖分的摄取量。同时还应注意烹饪食物的方法和用餐的方式。

 专家答疑

烹调食物时怎样避免盐和糖的摄入？

在做色拉的时候，不放酱油和盐，代之以柠檬汁和醋；吃面时，最好不要喝面汤。

🌸 不能喝的几种水

别看喝水是件再平常不过的事情，准妈妈喝水和补充水分都是有学问的，比如下面介绍的这几种水，准妈妈就不能喝。

❤ 久沸或反复煮沸的开水

因为水在反复沸腾后，水中的亚硝酸盐、亚硝酸根离子以及砷等有害物质的浓度相对增加。这样，会导致准妈妈血液中的低铁血红蛋白结合成不能携带氧的高铁血红蛋白，可能引起准妈妈血液含氧量降低，威胁胎宝宝的安全。

❤ 未烧开的自来水

因为未烧开的自来水中的氯与水中残留的有机物相互作用，会产生一种叫"三羟基"的致癌物质，对准妈妈的健康和胎宝宝的发育不利。

❤ 久存热水瓶的水

准妈妈不能喝在热水瓶中贮存超过24小时的开水，因为随着瓶内水温的下降，水中含氯的物质会不断地被分解成为有害物质，对准妈妈身体极为不利。

> ☂ **孕育小百科**
>
> 很多准妈妈都喜欢选择饮用方便卫生的纯净水。纯净水经过多道过滤、沉淀，将其中的微生物、杂质都过滤掉了，但同时也将水中所含的矿物质过滤掉了。而这个时期的准妈妈对矿物质也十分需要，所以，温开水或蔬菜汁、水果汁更适合准妈妈。

🌸 餐前宜空腹饮水

早、中、晚三餐之前约1个小时，准妈妈应该喝一定数量的水。饭前空腹喝水，水在胃内只停留2~3分钟，便迅速进入小肠并被吸收进入血液，1小时左右可补充到全身组织细胞，供应体内对水的需要，因此，饭前补充水分很重要。尤其是早餐前，因为睡了一夜，时间较长，人体损失水分较多，早上醒来，准妈妈多饮些水是非常重要的。

饮料要少喝

准妈妈一般以喝白开水为好，同时也可喝些豆浆、牛奶以及鲜榨果汁等。为了避免摄入过量的糖类，每天饮用鲜榨果汁量应控制在300～500毫升。

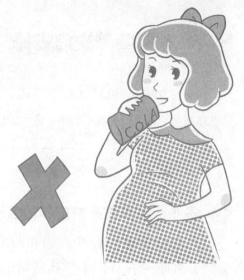

咖啡型饮料

可乐、咖啡等饮料中含有咖啡因，咖啡因可迅速通过胎盘而作用于胎宝宝。如果过量饮用这些饮料，胎宝宝会直接受到不良影响，准妈妈应注意避免。

碳酸饮料

碳酸饮料中含有大量的二氧化碳气体，容易引起打嗝、胃胀气。尤其在进入人体后形成碳酸根，与体内的钙元素结合形成碳酸钙，造成人体内钙的流失。准妈妈本来就需要补钙，钙流失会引起骨质疏松，对胎宝宝的骨骼发育也会有很大的危害。

市售果汁饮料

市场上的果汁饮料一般含有防腐剂、色素和香精，这些成分对人体有害无益，准妈妈应慎重选择，尽量不喝或少喝这些饮料。

烹调尽量用铁锅

缺铁性贫血是孕晚期最常见的并发症之一。缺铁性贫血发生以后，轻度贫血对准妈妈影响不大，严重的则可使胎儿缺氧而发生早产或死胎，一定要引起足够的重视。平时，应注意饮食均衡，多吃些猪肝、牛肉等含铁质较丰富的食物，并在炒菜时用铁锅。用铁锅烹饪是最直接的补铁方法。因为铁锅一般不含其他化学物质，并且在炒菜时铁质会溶出，补充准妈妈缺乏的铁元素。

本月营养饮食安排

离胎宝宝降生还有1个月的时间了，在这段时间里准妈妈要合理安排自己的饮食，应选体积小、营养价值高的食物，避免吃体积大、营养价值低的食物。

多吃一些预防产前抑郁的食物

产前抑郁危害着准妈妈和胎宝宝的健康，准妈妈要远离产前抑郁情绪，多吃一些有助于平抚情绪的食物，预防产前抑郁。

·全麦面包、糙米、燕麦片：富含B族维生素的食品，有助于提高准妈妈体内抗抑郁激素的水平。

·豆类食物：大豆中富含人体所需的优质蛋白质，这些物质有助于增强脑血管的功能，提高大脑活力，让准妈妈的心情更舒畅。

·香蕉：香蕉是一种"快乐"的水果，可向大脑提供重要的酪氨酸和色氨酸。色氨酸在体内代谢参与形成血清素，使人变得开朗，从而预防产前抑郁症的发生。

·南瓜：南瓜富含维生素B_6和铁，这两种营养素能帮助身体储存的糖原转变成葡萄糖。多吃南瓜可以让人感觉快乐。

·菠菜：菠菜除含有大量铁质外，还含有人体所需的叶酸。叶酸具有预防抑郁症等精神类疾病的功效。但菠菜需氽烫一下，既可减少草酸又可去除涩味。

常吃带馅面食

为了饮食多样、营养均衡，准妈妈不妨常吃些带馅的面食，如包子、饺子、烧卖、馄饨等。准妈妈可将各种鲜肉、蛋、鱼、虾和时令蔬菜用来做馅，并注意荤素搭配，做出来的带馅面食既是主食又兼副食，既有荤菜又有素菜，含有人体需要的多种营养素，并能起到各种营养素互补的作用，符合孕期平衡膳食的要求。

正餐之外的零食选择

孕晚期需合理分配饮食，控制胎宝宝体重。在正餐之外，选对零食有助胎宝宝健康发育。下面推荐几种适合准妈妈食用的零食。

· 核桃仁等：富含优质蛋白质和多不饱和脂肪酸。

· 酸奶+麦片：富含钙质、蛋白质及膳食纤维。

· 全麦面包+生菜+番茄片：富含多种维生素和碳水化合物。

· 蓝莓：富含维生素C。

· 甜瓜、酸橙：富含维生素A和维生素C。

· 青豆或甜豆：煮熟冷却后撒盐食用，富含蛋白质、维生素A、铁及钙。

· 烤土豆+酸奶：富含蛋白质、碳水化合物、铁、钙、钾。

· 苹果片+奶酪片：富含膳食纤维、维生素C和钙。

 专家答疑

准妈妈该如何选择零食？

准妈妈可以选择富含优质蛋白质、维生素、低热量的零食，比如水果、豆制品、谷类制品等。

本月的食物选择

· 富含矿物质的低热量食物，如海苔、海带、裙带菜和紫菜等。

· 富含不饱和脂肪酸的食物，如核桃、芝麻、栗子、香菇、虾、鱼头、鹌鹑蛋、鸭蛋等。

· 富含维生素K的食物，如菜花、白菜、菠菜、莴苣、番茄、瘦肉、肝脏等。

· 富含维生素B_1的食物，如小米、玉米、葵花子、猪肉、肝脏、蛋类等。

多吃坚果补充不饱和脂肪酸

在孕晚期，胎宝宝的大脑皮质发育迅速，髓鞘化增快，大脑组织增殖达到高峰，对不饱和脂肪酸的需求量增大。因此，准妈妈可适当吃些坚果，如核桃、葵花子、松子、花生米等，有利于胎宝宝大脑发育和智力提高。

本月一周配餐推荐

本月周一食谱安排

早餐：咸豆浆、叉烧包

中餐：青蒜炒猪肝、芹菜炒香菇、鲤鱼萝卜汤、大米饭100克

午点：柚子100克、坚果几枚

晚餐：鲤鱼头炖冬瓜、酱香茄子、海蜇荸荠汤、大米饭100克

晚点：牛奶250毫升、蒸或煮甘薯

本月周二食谱安排

早餐：番茄鸡蛋卤面、荸荠豆浆

中餐：荷包鲫鱼、番茄炒蛋、补肾鲤鱼汤、大米饭100克

午点：酸奶1杯、蜜汁甘薯

晚餐：番茄土豆炖牛肉、茼蒿炒萝卜丝、海蜇皮汤、大米饭100克

晚点：牛奶250毫升、坚果几枚

本月周三食谱安排

早餐：鲜牛奶250毫升、桂花馒头

中餐：芦笋炒瘦肉、丝瓜炒鸡蛋、乌龟百合汤、大米饭100克

午点：苹果1个、坚果几枚

晚餐：木耳鲜鱿、奶油白菜、牛奶花蛤汤、大米饭100克

晚点：牛奶250毫升、西瓜酪

本月周四食谱安排

早餐：肉片炒粉皮、草莓鲜橙汁

中餐：炒墨鱼丝、熘木樨、雪菜黄鱼汤、大米饭100克

午点：酸奶1杯、鸡蛋羹

晚餐：肉丝芹菜炒千张、拌二笋、火腿冬瓜汤、大米饭100克

晚点：牛奶250毫升、饼干50克

本月周五食谱安排

早餐：玉米面发糕、鲜牛奶250毫升

中餐：虾皮炒茭白、麻酱白菜心、排骨冬瓜汤、大米饭100克

午点：酸奶1杯、豆沙蛋卷

晚餐：鲫鱼蛋羹、拌双耳、黄豆芽蘑菇汤、大米饭100克

晚点：牛奶250毫升、饼干50克

本月周六食谱安排

早餐：三宝绿豆糕、豆奶麦茶

中餐：豉椒贵妃蚌、糖醋黄瓜、虾皮萝卜丝汤、大米饭100克

午点：苹果1个、坚果几枚

晚餐：双耳猪脑羹、蘑菇炖豆腐、花生核桃猪尾汤、大米饭100克

晚点：牛奶250毫升、枣泥凉果

本月周日食谱安排

早餐：鸡汤馄饨、煮鸡蛋1个

中餐：核桃炒西芹、三色菜、柠檬煲鸭汤、大米饭100克

午点：酸奶1杯、枣泥团

晚餐：鸡胗炒芹菜、白干炒菠菜、枝竹小肚汤、番茄鸡蛋卤面

晚点：牛奶250毫升、枣泥团

本月营养饮食食谱

本月由于准妈妈的胃部容纳食物的空间不多，因此要少食多餐。同时，注意补充维生素、铁和钙等。

红枣大米粥

原料

红枣20颗，大米200克，红糖适量。

做法

将红枣洗净，大米淘洗干净，一同放入锅内，加水适量，用旺火烧沸，用文火煮至米烂粥稠时，调入红糖，出锅即成。

功效解析

此粥具有补血益血之功效，很适合准妈妈食用。

牛奶玉米羹

原料

牛奶250毫升，玉米粉50克，白糖10克，鸡蛋2个。

做法

·将牛奶、白糖加适量清水（约150毫升）煮沸；将玉米粉用适量清水调稀后，倒入奶锅内，用力搅匀，煮沸后离火。

·鸡蛋磕入碗中用筷子搅打成泡糊状，把刚离火的奶糊冲入其中，边冲边搅匀，调匀后装入碗内，晾凉后即可食用。

功效解析

本品具有补脾益胃、生津除烦的功效，适宜准妈妈食用。

豆沙蛋卷

原料

鸡蛋200克，红豆沙100克，白糖60克，苹果酱20克，面粉20克，植物油适量，盐少许。

做法

·将鸡蛋打入碗内，加入盐少许搅拌；锅内放油少许，油热后将鸡蛋倒入锅内，摊成薄蛋饼4张。

·红豆沙加入白糖、苹果酱、熟油、清水，搅拌成馅。

·面粉倒入碗内，加入适量清水搅拌成糊状。

·将红豆沙取1/4放在一张蛋饼上，摊成长条状，用蛋饼将其卷起，再用面粉糊封口。

·将卷好的4个蛋卷放入热油锅中炸至金黄色捞起，用刀斜切成宽1~2厘米左右的段即可。

功效解析

本品益气补血，利水消肿，有利于准妈妈缓解水肿等症状。

红枣胡萝卜银耳羹

原料

红枣8颗，银耳、莲子各20克，胡萝卜1根，冰糖少许。

做法

·将胡萝卜洗净、切片；红枣、银耳、莲子分别洗净，浸泡1小时，再将红枣去核备用。

·锅中倒半锅水，放入红枣、胡萝卜、莲子煮软，再放入银耳煮至银耳变软，加入冰糖拌溶即可。

功效解析

此羹有养血安神、疏肝解郁的功效。

韭菜炒鸡蛋

原料

鲜嫩韭菜150克，鸡蛋2个，食用油适量，盐少许。

做法

·将韭菜择洗干净，切段；鸡蛋打入碗内，加盐搅匀备用。

·炒锅上火，加油烧热，倒入鸡蛋液煎至将熟，加入韭菜段，翻炒几下即成。

功效解析

韭菜性温，味甘辛，有温补肝肾、助阳固精、下气散血、健胃提神等功效。鸡蛋性平味甘，有养血安胎、滋阴清热、养心安神等功效。二者合食，可温中下气、益精养血、安神。

豌豆炒虾仁

原料

虾仁250克，嫩豌豆100克，大豆油750毫升（实耗50毫升），鸡汤25毫升，料酒、水淀粉、香油、辣椒各适量，盐、鸡精各少许。

做法

·将嫩豌豆洗净，放入开水锅中，用淡盐水焯一下待用。

·炒锅中火烧热，放入大豆油，待三成热时，将虾仁入锅，快速滑散，约10秒钟后倒入漏勺，控油。

·炒锅内留底油，烧热，投入辣椒稍炒一下，放入豌豆，翻炒几下，再烹入料酒、鸡汤、盐、鸡精，随即放入虾仁，用水淀粉勾薄芡，翻炒几下，淋上香油，出锅装盘即可。

功效解析

此菜品营养丰富，富含蛋白质和钙质，是孕期补充营养的佳品，具有开胃补肾的功效。

清蒸枸杞虾

原料

虾200克，枸杞子15～20克，葱、姜、米酒各适量，盐少许。

做法

· 将葱洗净、切段；姜去皮、切片。

· 虾洗净，去除须脚，挑除肠泥，洗净沥干备用。

· 将虾分别排入蒸盘中，每只虾不可重叠，撒上枸杞子，铺上葱段、姜片，滴入米酒，撒上盐即可。

· 蒸锅中倒入2杯水大火煮开，放入排好枸杞虾的蒸盘，隔水蒸5～7分钟即可熄火端出。

功效解析

本菜品易于消化，有补气健胃的作用，对孕期头晕目眩、腰疼、腿软等症状具有改善的功效。

海参鸽蛋

原料

水发海参100克，鸽蛋12个，枸杞子、葱、姜、料酒、胡椒粉、水淀粉、淀粉、植物油各适量，盐少许。

做法

· 将海参洗净，切花刀；鸽蛋煮熟，剥壳后滚上淀粉，入油锅炸至金黄色时捞出。

· 锅内放油烧热，爆香葱、姜后，加清水、料酒、胡椒粉、盐，烧开后下海参，再沸后去除浮沫，用小火煮40分钟，再加入鸽蛋和枸杞子，再煮10分钟，用水淀粉收汁即可。

功效解析

本品色泽美观，鲜香可口，具有补肾益气、滋阴补阳、益肝明目的功效，适用于准妈妈腰膝酸软、疲乏无力、头晕、心悸等症状。

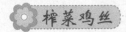

榨菜鸡丝

原料

鸡肉200克，榨菜50克，植物油、葱白、料酒、醋、酱油、淀粉各适量，盐、鸡精、白糖各少许。

做法

·将鸡肉洗净，切成宽0.3厘米左右、粗细均匀的丝，用料酒、盐、淀粉调匀码味；

·榨菜洗净切丝（过咸可用水泡洗一下）；葱白洗净切小段。

·炒锅放油烧至三四成热，放入肉丝炒散，加少许酱油上色，再下榨菜，加料酒、白糖、醋、葱白段翻炒，最后加鸡精炒匀即成。

功效解析

本品能补虚养身、健脾开胃，适宜胃口不佳的准妈妈食用。

荷包鲫鱼

原料

鲫鱼350克，瘦肉200克，食物油20毫升，葱、姜、酱油、香油、料酒各适量，盐、白糖、鸡精各少许。

做法

·将鲫鱼刮鳞后从背脊处开刀，挖去内脏，洗净，在身上刮几刀。

·瘦肉切成细末，加盐、鸡精拌匀，塞入鲫鱼背上刀口处，用葱、姜、料酒略腌。

·锅入油烧热，下鱼，两面煎至金黄色，放入料酒、酱油、白糖和水。加盖烧20分钟，启盖后加鸡精，淋少量香油起锅即可。

功效解析

本品对妊娠期水肿有一定辅助疗效。

鲤鱼头炖冬瓜

原料

鲤鱼头1个，净冬瓜100克，葱段、姜片各适量，盐少许。

做法

·将鱼头去鳃洗净；冬瓜洗净，切成菱形块。

·炒锅置火上，加入清水1000毫升烧开，下入鲤鱼头、葱段、姜片略煮片刻，下入冬瓜块，加入盐，待鱼头熟、冬瓜软烂即成。

功效解析

本品利水消肿，下气通乳，适用于脾虚型妊娠水肿。

板栗烧鸡

原料

鸡大腿2只，板栗100克，植物油20毫升，豆瓣25克，姜块50克，葱10克，白糖或冰糖25克，花椒、料酒、酱油、大料各适量，盐、鸡精各少许。

做法

·将鸡大腿斩块；板栗去壳待用。

·锅置旺火上，下油烧热，然后将鸡块入热油锅中爆炒，待鸡肉变硬时，加入料酒、姜块、豆瓣、花椒，炒至水分渐干溢出香味时，倒入适量水，放入盐、酱油和白糖、大料。

·加盖焖烧至六七成熟时，再加入板栗同烧15分钟左右，起锅时加入葱段及鸡精即可。

功效解析

板栗与鸡同食可补肾气，对肾亏尿频、腰脚无力者大有裨益。

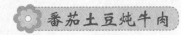 番茄土豆炖牛肉

原料

牛肉、番茄、土豆各500克，洋葱100克，植物油、姜片、清汤各适量，盐少许。

做法

·将牛肉洗净后切3厘米见方的块，随冷水入锅烧沸，去除浮沫，捞出再用清水洗净血污待用。

·土豆削皮后切3厘米见方大小的块；洋葱切成3厘米左右见方的片；番茄经开水烫后去皮，用手撕成小块。

·锅内放油烧至六七成热时，放姜片爆香，放牛肉和土豆块翻炒数十次后，加番茄和清汤，烧沸后改用中火炖至牛肉松软、土豆散裂，加入洋葱片和盐，再改大火烧沸1～2分钟即可。

功效解析

本品具有补脾胃、益气血、强筋骨之功效，可提供母子所需之营养，亦可防妊娠水肿。

豉椒贵妃蚌

原料

贵妃蚌8只，豆豉、红椒粒各半汤匙，蒜末、葱末各1汤匙，盐、白糖、香油、胡椒粉各少许，植物油适量。

做法

·将贵妃蚌以小刀除去一边壳，取出内脏，洗净沥干水分，排在碟上。

·豆豉剁碎，下入油锅爆香，下入蒜末略炒盛起，加入盐、白糖、胡椒粉及红椒粒拌匀，淋在贵妃蚌上，撒上葱末，隔水蒸5分钟取出，倒出蒸汁，淋香油即可趁热食用。

功效解析

本品对准妈妈有补虚强身、清热解毒、利尿消肿的作用。

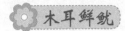 **木耳鲜鱿**

原料

木耳15克，鲜鱿360克，胡萝卜花、蒜蓉、姜片、葱段各少许，植物油2汤匙，盐、胡椒粉、香油、水淀粉各少许，淀粉1茶匙。

做法

·将木耳浸软，洗净撕片；鲜鱿洗净，吸干水分，在背上斜刀切花纹，加入盐、淀粉、胡椒粉腌一会儿，入沸水焯烫后捞出，沥干水分备用。

·锅中倒油烧热，爆香蒜蓉、姜片，加胡萝卜花、木耳炒匀，鲜鱿回锅，用少许水淀粉勾芡，撒上葱段、淋上香油即成。

功效解析

本品具有补血养气、益智健脑、宽肠通便、清肺益气的功效。

炒墨鱼丝

原料

净墨鱼250克，黄瓜25克，水发香菇15克，料酒15毫升，花椒油15毫升，植物油50毫升，盐、鸡精、高汤各少许，姜汁、葱末各适量。

做法

·将净墨鱼中间断开，洗净，顶刀切成丝，放入开水中焯一下捞出；黄瓜去头尾，切成蚂蚱腿状；香菇大片改刀。

·锅上火，放植物油烧热，先煸炒墨鱼丝，下葱末稍炒，再下黄瓜、香菇，稍煸，烹料酒、姜汁，加鸡精、盐、高汤煮沸，淋上花椒油，翻炒几下出锅。

功效解析

本菜脆嫩适口，有滋阴养血、补心通脉、益气强志等功效。

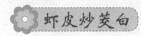

虾皮炒茭白

原料

茭白300克，虾皮50克，青椒25克，花生油、葱、姜各适量，盐、白糖各少许。

做法

·将茭白去皮，洗净，放在开水锅内略焯一下，捞出，剖成两半，再改刀切成斜片；青椒去蒂，剖开去子，洗净，切成片；虾皮去杂洗净，捞出控干水分；葱、姜洗净，先用刀拍散，再切成末。

·锅置火上，倒入花生油烧至八成热，下入葱末、姜末和虾皮，煸炒出香味，加入茭白、青椒、盐、白糖，煸炒几下，稍加点开水，炒匀出锅即成。

功效解析

茭白清淡鲜嫩，富含维生素C；虾皮富含钙质。此菜有利尿、降压的作用。

牛奶花蛤汤

原料

花蛤300克，鲜奶100克，姜片、鸡汤、干辣椒、植物油、胡椒粉各适量，盐、白糖各少许。

做法

·将花蛤放入淡盐水中浸泡，使其吐尽污物，再将其放入沸水中煮至开口，去壳；干辣椒洗净切成细粒。

·干辣椒、姜片放入油锅爆香，加入鲜奶、鸡汤煮滚后，放入花蛤用大火煮1分钟，加入盐、白糖、胡椒粉调匀即可。

功效解析

常吃本菜可以缓解准妈妈的疲劳。

蘑菇炖豆腐

原料

豆腐500克，蘑菇20克，竹笋15克，油菜心25克，酱油、料酒、水淀粉、香油各适量，盐、鸡精各少许。

做法

·将竹笋去壳去皮后洗净切片；油菜心择洗干净。

·豆腐切块，放在锅内，加清水、少许盐，用文火炖10分钟后捞出，沥净水分。

·锅烧热，放入香油，烧热后下料酒、水、蘑菇、笋片、油菜心、盐、酱油、豆腐块、鸡精，烧沸后用水淀粉勾芡出锅即可。

功效解析

竹笋富含B族维生素等营养素，具有低脂肪、低糖、多膳食纤维的特点，能促进准妈妈肠道蠕动、消除积食、防止便秘。

枣泥凉果

原料

糯米400克，枣泥500克，青红丝10克，桂花酱2.5克，白糖50克。

做法

·将糯米洗净，分放在2个碗内，每碗中放入清水300毫升，入笼蒸熟，取出后搅拌成泥，做成30个面团，擀成小饼。

·将枣泥做成30个小圆团，逐个放在小饼的边上，用手一推，卷好枣泥团，两边呈翅状。将小饼相对的一边竖起，枣泥露在外边，把青红丝、桂花酱和白糖撒在缝里即成。

功效解析

本品含钙、磷、铁丰富，有补血、降压的功效，适合妊娠高血压患者食用。

青蒜炒猪肝

原料

猪肝200克，青蒜100克，香油、醋各10毫升，酱油30毫升，水淀粉30克，盐、白糖、料酒、鸡精各少许，花生油500毫升（约耗50毫升）。

做法

·将猪肝去筋膜，切成柳叶片状，放入盘内，用水淀粉浆一下；青蒜择洗干净，拍松切成段。

·炒锅置旺火上，放入花生油，烧至六成热，放入猪肝，用筷子滑散，待变成灰白色时捞出沥油。

·原锅留底油，下青蒜段煸炒，加料酒、酱油、盐、白糖、鸡精，倒入猪肝，用水淀粉勾芡，淋醋和香油，翻炒均匀，盛入盘内即成。

功效解析

本品能够养肝明目、补血益气、健脾养胃、抗菌消炎，有助于准妈妈调节和改善贫血状况。

海蜇皮汤

原料

海蜇皮120克，荸荠350克，黑木耳10克。

做法

将黑木耳用沸水浸泡后，去蒂洗净；海蜇皮洗净切丝；荸荠去皮洗净。三者一起放入砂锅，加水用大火煮沸后，改用文火煎煮，剩浓汁250毫升即可。

功效解析

本品适用于妊娠高血压、下肢水肿、头晕等症。

第十三章

孕10月营养饮食

这个时候应该限制脂肪的摄入，以免胎宝宝过大，影响顺利分娩。为了储备分娩时消耗的能量，准妈妈应该多吃富含蛋白质、碳水化合物的食物，摄取全面的营养，积蓄体力，满足分娩时的各种能量消耗，同时为新生儿哺乳做好准备。

本月营养饮食要点

马上就要分娩了，准妈妈千万不能因为心理紧张而忽略饮食，或者因为紧张而饮食不正常。轻松一点，正常科学地进食才能为分娩提供能量。

产前饮食原则

初产妇从有规律性宫缩开始到宫口开全，大约需要12小时。如果是准备自然分娩的准妈妈，可准备易消化吸收、少渣、可口味鲜的食物，如面条鸡蛋汤、排骨汤、牛奶、酸奶、巧克力等食物，让准妈妈吃饱吃好，为分娩准备足够的能量。若准妈妈吃不好睡不好，紧张焦虑，容易导致疲劳，对分娩不利。

掌握产前饮食要点

一是要吃得饱、吃得好，保证营养丰富，合理调配，提高食物的营养价值，同时多吃富含膳食纤维的食品。二是饮食要有规律，避免饥一顿、饱一顿。特别是早餐要保质保量。

> **孕育小百科**
>
> 随着临产的迫近，准妈妈可以准备一些零食，如饼干、葡萄干等，以免准妈妈在待产期间感到饥饿。

保证摄取充足的营养

最后阶段，准妈妈往往因为心理紧张而忽略饮食，会对分娩产生恐惧心理。这时，丈夫应帮助爱妻调节心绪，做一些妻子爱吃的食物，以补充营养、减轻心理压力。如果营养不足，不仅所生的婴儿比较小，而且准妈妈自身也容易发生贫血、骨质软化等营养不良症，这些病症会直接影响临产时的子宫正常收缩，容易发生难产。

增加蛋白质的摄取

孕晚期准妈妈对蛋白质的需要量增加，以满足母体、胎盘和胎宝宝生长需要。特别是最后几周，胎宝宝需要更多的蛋白质以满足组织快速生长的需要。同时，准妈妈分娩过程中所带给身体的亏损及产后流血等，均需要蛋白质的补充。准妈妈膳食中蛋白质丰富，能促进产后泌乳，并提高乳质质量。为此，中国营养学会建议孕晚期每日膳食蛋白质摄入量应在原有基础上增加20克。

产前补充维生素C

从宝宝出生到长到3个月大，这期间的健康完全依靠于胎宝宝时期从准妈妈那里得到的免疫功能和母乳中所含的免疫物质，这里最重要的就是维生素C。维生素C有"天然抗氧化剂"之称，对疾病的抵抗能力很强。除此之外，还可防止婴幼儿的突发死亡。准妈妈每餐都要吃水果以摄取维生素C，因为维生素C在体内只能存在2～3小时，很快就会消耗掉或排出体外。产前准妈妈应当适量食用柑橘、柚子、猕猴桃等含维生素C丰富的食物。

充分摄取维生素E

充分摄取维生素E是顺利生产的重点。由于维生素E的存在，氧气得以输送到身体各部位，从而解除准妈妈的疲劳，更重要的是缓解了准妈妈临产前的紧张情绪，使紧张的肌肉得以放松。富含维生素E的食品有胚芽米、植物油、坚果类、黄绿色蔬菜等。

饮红糖水补充水分

产妇在临近分娩时因子宫阵缩带来痛苦而不愿进食，这对分娩不利。正确的处理方法应是尽量用少食多餐的方法，吃些容易消化、高热能、少脂肪的食物，如粥、面条、牛奶、鸡蛋、鱼汤等，以增加体力，还可饮一些红糖水、猪骨汤等以补充足够的水分，为分娩时失去过多水分做好储备。

本月营养饮食注意事项

在这个月里，由于胎宝宝的生长发育已经基本成熟，这时准妈妈往往因为心理紧张而忽略饮食，这时丈夫应该给爱妻做一些爱吃的食物，以保证摄取充足的营养。

产前不宜多吃鸡蛋

临产前需要注意的是，此时产妇既不可过于饥渴，也不能暴饮暴食。有些产妇认为"生孩子时应多吃鸡蛋长劲"，于是便一顿吃十个八个鸡蛋，这种做法常常适得其反。专家认为，产妇多吃鸡蛋并不合适，因其营养成分积存在体内，不易被人体吸收。由于加重了胃肠道的负担，还会引起消化不良、腹胀、呕吐。通常，产妇每顿吃1个鸡蛋就足够了。

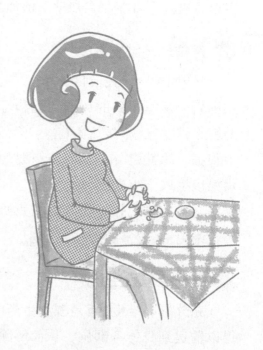

不要吃油腻难消化的食物

临产期间，由于宫缩的干扰及睡眠的不足，准妈妈胃肠道分泌消化液的能力降低，蠕动功能减弱，吃进的食物从胃排到肠里的时间也由平时的4小时增加至6小时，极易存食。因此，最好不吃难以消化的油炸或肥肉类等油性大的食物。可准备易消化吸收、少渣、可口味鲜的食物，如鸡蛋面条、芹菜汁、牛奶、酸奶、全麦面包等食物。

❀ 豆浆的科学吃法

豆浆含有8种人体不能合成的必需氨基酸，营养价值可与牛奶媲美，是准妈妈在孕期常喝的高蛋白营养饮品。

❤ 豆浆必须煮熟

准妈妈在自己动手榨豆浆时，一定要注意煮熟煮透，不然喝后会出现恶心、呕吐、腹泻等症状，不利于健康。

❤ 豆浆冲鸡蛋不可取

准妈妈不能用豆浆冲鸡蛋食用。这是因为鸡蛋中的黏蛋白质与豆浆中的胰蛋白酶结合产生不易被人体吸收的物质。

❤ 豆浆不能加红糖

红糖含有机酸，可与豆浆中的蛋白质结合，引起蛋白变性而沉淀，破坏豆浆的营养。因此，平时最好不要用红糖冲豆浆。

专家答疑

准妈妈可以用电磁炉、微波炉热豆浆吗？

在热豆浆时，准妈妈应注意如下问题：电磁炉、微波炉等家用电器在使用过程中都会不同程度地产生辐射，可能对胎宝宝产生影响，准妈妈最好不用或少用这些电器。

❀ 合理进食应对宫缩

此时，由于阵阵发作的宫缩痛，常影响准妈妈的胃口。准妈妈应学会宫缩间歇期合理进食的灵活战术。饮食以富于糖分、蛋白质、维生素，易消化的为好。根据准妈妈自己的喜好，可选择蛋糕、面汤、肉粥、藕粉、牛奶、果汁、苹果、西瓜、橘子、香蕉、巧克力等多样饮食。每日进食4～5次，少吃多餐。机体需要的水分可由果汁、水果、糖水及白开水补充。注意既不可过于饥饿，也不能暴饮暴食。

本月营养饮食安排

在临近分娩的时候，准妈妈要了解一些与分娩有关的营养知识，多吃一些有助于分娩的食物，储备足够的能量。

吃些可以助产的食物

一些食物可帮助你顺利分娩，选择自然分娩的孕妈妈可在产前多吃些这类助产食品。

·畜禽血：猪、鸭、鸡、鹅等动物血液中的蛋白质被胃液和消化酶分解后，会产生一种具有解毒和滑肠作用的物质，可与侵入人体的粉尘、有害金属元素发生化学反应，使其变为不易被人体吸收的废物而排出体外。

·海带：海带对放射性物质有特别的亲和力，其胶质能促使体内的放射性物质随大便排出。海带滑利，临产时可适量多食。

·海鱼：含多种不饱和脂肪酸，为准妈妈补充多种营养素，增强免疫力。

·鲜蔬果汁：能解除体内堆积的毒素和废物，使血液呈碱性，把蓄积在细胞中的毒素溶解并由排泄系统排出体外。

·豆芽：豆芽中所含多种维生素能够消除身体内的致畸物质，并且能促进性激素的生成，帮助准妈妈顺利分娩。

每天吃些大豆食品

豆类对妊娠后期的准妈妈和胎宝宝是特别重要的食品。其中，大豆含有丰富的卵磷脂，它有防止胆固醇在血液中滞留、清洁血液、预防发胖和降低血压的作用。尤其是构成卵磷脂的胆碱，是脑的重要营养源，有提高智商、增强记忆力的作用，对于胎宝宝大脑发育不可缺少。豆腐、豆粉、豆浆等大豆制品每天都必不可少。

❀ 补铁高手——火龙果

火龙果，又称为"吉祥果"，因其外表鲜红呈龙麟状而得名。火龙果汁多味清甜，富含碳水化合物、维生素C、钙、磷、铁、花青素、膳食纤维、植物蛋白等，营养丰富。其中植物蛋白会自动与人体内的重金属离子结合，通过排泄系统排出体外，从而起到解毒

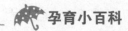

孕育小百科

挑选火龙果时应选择表面鲜红，并用手掂量一下，越沉越好，这样的汁多、果肉饱满。还可以用手轻轻地捏一捏，挑选软硬适中的最好。

作用，可增强准妈妈的免疫力；特别是火龙果中的含铁量比一般的水果要高，是水果中的补铁高手，准妈妈适量多吃可预防缺铁性贫血。

❀ 分娩前的饮食要得当

分娩是一项重体力活，产妇的身体、精神都经历着巨大的能量消耗。其实，分娩前期的饮食很重要，饮食安排得当，除了补充身体的需要外，还能增加产力，促进产程的发展，帮助产妇顺利分娩。

准妈妈应选体积小、营养价值高的食物，如动物性食品，避免吃体积大、营养价值低的食物，如土豆、甘薯，以减轻胃胀感。特别应摄入足量的钙，准妈妈在吃含钙丰富食物的同时，应注意维生素D的摄入。

分娩前应避免过多的胆固醇在体内血液中沉积，少吃高脂肪、高胆固醇食物，否则会使血液的黏稠度急剧升高，使血压也升高，严重的还会出现高血压脑病，很容易导致在分娩时发生意外。因此，分娩前饮食要以量少、丰富、多样为主，要适当控制每次进食的数量，特别是高脂肪、高胆固醇食物。如果此时不加限制，过多地吃这类食品，会使胎宝宝生长过大，会给分娩带来一定困难。

❀ 分娩佳品：巧克力

一般产妇整个分娩过程要经历12~18小时，这么长的分娩过程，势必要消耗极大的体力。这些消耗除准妈妈体内储存的能量外，最好能在分娩过程中适当给予补充，才有利于产妇顺利分娩。巧克力是很多专家向广大产妇推荐的"分娩佳食"。巧克力含有丰富的碳水化合物、脂肪、蛋白质，还有铁、钙以及维生素B_2等。同时，巧克力中的糖类可迅速被身体吸收利用。因此，准妈妈在分娩前应准备些优质巧克力，以备在分娩过程中食用，及时补充消耗的体力。

❀ 蛋类食物提高产后泌乳量

孕晚期蛋白质储存不足，会导致准妈妈体力下降，产后可能出现恢复不良、乳汁稀少。准妈妈应根据孕晚期的需要，合理摄入蛋白质，注意储备一定的量，以供产后的乳汁分泌。蛋类是提供蛋白质最方便的食物来源，准妈妈可有计划地每天吃适量的蛋类，保证蛋白质的摄入。鸡蛋所含的营养成分全面而均衡，含有蛋白质、脂肪、卵磷脂、维生素和铁、钙、钾等人体所需要的矿物质，它的营养几乎完全可以被身体利用，被人们称作"理想的营养库"。鹌鹑蛋中氨基酸种类齐全，含量丰富，铁、维生素B_2、维生素A的含量均比同量鸡蛋高，而胆固醇含量则较鸡蛋低约1/3，准妈妈可适量食用。

专家答疑

怎样挑选鹌鹑蛋

鹌鹑蛋的外壳为灰白色，还有红褐色和紫褐色的斑纹，优质的鹌鹑蛋色泽鲜艳、壳硬，蛋黄呈深黄色，蛋白黏稠。鹌鹑蛋外面有自然的保护层，生鹌鹑蛋常温下约可以存放45天。

❀ 第一产程的饮食

这个过程中由于不需要产妇用力，因此产妇可尽可能多吃些东西，以备在第二产程时有力气分娩。所吃的食物一般以碳水化合物类食物为主，因为它们在胃中停留时间比蛋白质和脂肪类食物短，不会在宫缩紧张时引起产妇的不适感；其次，这类食物在体内的供能速度快。食物应稀软、清淡、易消化，如蛋羹、挂面、红糖粥等。

❀ 第二产程的饮食

由于第二产程需要产妇不断用力，产妇应进食高能量、易消化的食物，如牛奶、红糖粥、巧克力。如果实在因宫缩太紧，很不舒服不能进食时，也可通过输入葡萄糖、维生素来补充能量。

❀ 第三产程的饮食

第三产程时间较短，一般不勉强准妈妈进食。如果产程延长，可以补充糖水、果汁等，以免脱水或体力不支。分娩前可以考虑安排以下饮食：面条鸡蛋汤、稀饭等半流质软食；巧克力等高能量食物；苋菜、马齿苋、牛奶、橘子、慈姑等富含维生素的食物。身体需要的水分可由果汁、水果、牛奶、红糖水及白开水补充。

❀ 本月的食物选择

· 富含维生素E的食物，如胚芽米、植物油、坚果类、黄绿色蔬菜。

· 富含维生素K、维生素C、铁的食物，如牛奶、紫菜、猪排骨、菠菜、豆制品、胡萝卜、鸡蛋等。

· 富含膳食纤维的食物，如芹菜、韭菜、菠菜、豆角、豆芽、胡萝卜等。

🌸 吃洋葱可缓解产前失眠

妊娠晚期，接近临产的期待和不安常使准妈妈睡不好。晚餐时可食用些含碘丰富、有助睡眠的洋葱。碘同时也是胎宝宝头发和皮肤健康发育必不可少的营养素。由于洋葱有较强的刺激性，因此，炖、煮、炒后再吃味道就好多了。

🌸 本月一周配餐推荐

本月周一食谱安排

早餐：鲜牛奶250毫升、玉米面发糕

中餐：糖酥鲫鱼、虾皮炒茭白、枝竹小肚汤、大米饭100克

午点：饼干50克、木耳芝麻茶

晚餐：猪肉芦笋卷、白菜烧海参、海蜇皮汤、大米饭100克

晚点：牛奶250毫升、西瓜酪

本月周二食谱安排

早餐：香蕉粥、三宝绿豆糕

中餐：青蒜炝腰花、芹菜炒鱿鱼、千金鲤鱼汤、大米饭100克

午点：酸奶1杯、核桃牛奶酪

晚餐：鲜奶炖鸡、莴苣拌蜇皮、羊肉红枣黄芪汤、大米饭100克

晚点：牛奶250毫升、坚果几枚

本月周三食谱安排

早餐：咸豆浆、山药红枣扁豆糕

中餐：墨鱼炖排骨、三色菜、海蜇荸荠汤、大米饭100克

午点：面包50克、桂圆姜枣饮

晚餐：肉丝炒白菜、芹菜炒香菇、冬瓜乌鱼汤、大米饭100克

晚点：牛奶250毫升、蒸甘薯

本月周四食谱安排

早餐：肉片炒粉皮、咸豆浆

中餐：红枣北芪炖鲈鱼、熘木樨、柠檬煲鸭汤、大米饭100克

午点：柚子100克、山楂豆沙糕

晚餐：青瓜炒鱿鱼、黄花菜炒黄瓜、牛奶花蛤汤、大米饭100克

晚点：牛奶250毫升、坚果几枚

本月周五食谱安排

早餐：鸡汤馄饨、水果牛奶

中餐：豉椒鲜墨鱼、四喜蒸蛋、猪肉粉条汤、大米饭100克

午点：饼干50克、小米面茶

晚餐：凉拌海蜇皮、拌海带、黄豆芽蘑菇汤、大米饭100克

晚点：饼干50克、甜脆银耳盅

本月周六食谱安排

早餐：砂仁粥、桂花馒头

中餐：鲤鱼烧萝卜、栗子炒白菜、山药豆腐肉片汤、大米饭100克

午点：酸奶1杯、枣泥凉果

晚餐：烂鸡海参、瑶柱扒豆苗、雪菜黄鱼汤、大米饭100克

晚点：牛奶250毫升、鸡蛋羹

本月周日食谱安排

早餐：鲜牛奶250毫升、蟹黄包子

中餐：爆鱿鱼卷、蘑菇炖豆腐、排骨冬瓜汤、大米饭100克

午点：苹果1个、坚果几枚

晚餐：虾子海参、番茄荸荠、金针猪心汤、大米饭100克

晚点：面包50克、小米面茶

本月营养饮食食谱

临产前，为了储备分娩时消耗的热量，准妈妈应适量多吃些高热量的食物。

山药红枣扁豆糕

原料
山药200克，扁豆50克，红枣500克，陈皮3克。

做法
·将山药洗净去皮，入笼蒸熟，捣成泥。陈皮切丝；扁豆洗净切碎；红枣洗净，用刀拍破，去核切碎，入笼蒸烂，碾压成蓉。

·山药泥、切碎的扁豆和红枣蓉同入盆内，和匀，放入笼屉上，做成糕，上面撒上陈皮丝，用旺火蒸20分钟即成。

功效解析
本品健脾益胃，养血安胎，适用于脾肾不足所致的胎漏、胎动不安。

海蜇皮汤

原料
海蜇皮120克，荸荠350克，黑木耳10克。

做法
将黑木耳用沸水浸泡后，去蒂洗净；海蜇皮洗净切丝；荸荠去皮洗净。三者一起放入砂锅，加水用大火煮沸后，改用文火煎煮，取浓汁250毫升即可。

功效解析
本品适用于妊娠高血压、下肢水肿、头晕等症。

栗子红枣酪

原料

栗子（去壳）、白糖各200克，红枣、大米各50克。

做法

·将红枣放入开水锅中煮到膨胀时捞出，去皮、去核；大米淘净，用温水泡2小时。

·把栗子和红枣一起剁成碎末，加入泡好的大米和清水200毫升，搅成浆状。

·将栗子浆倒入锅里，加入白糖和清水搅匀，小火加热，用勺不断推搅，待浆烧开即成。

功效解析

准妈妈多食栗子有助于补虚及胎宝宝大脑发育。

西瓜酪

原料

西瓜1个，菠萝1个，荔枝6粒，橘子1个，白糖、桂花各适量。

做法

·将整个西瓜洗净，在西瓜一端的1/4处打一圈人字型花刀，将顶端取下，挖出瓜瓤，在瓜皮上刻上花纹。

·西瓜瓤去子，切成1厘米见方的丁；菠萝、荔枝去皮壳和核，也切成1厘米见方的丁；橘子去皮掰瓣。

·锅上火，放清水1250毫升，加入白糖煮开，撇去浮沫，下入桂花，晾凉后放入冰箱。

·将西瓜丁、菠萝丁、荔枝丁和橘子装入西瓜容器内，浇上冰凉的白糖桂花水即可。

功效解析

本品具有解暑除烦、止渴利尿的功效，适合伴有水肿的准妈妈食用。

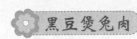 **黑豆煲兔肉**

原料

兔肉200克，黑豆150克，荸荠100克，五味子10克，干红枣10颗，姜、葱、蒜各5克，盐4克，上汤500毫升。

做法

·将黑豆去杂质，洗净，泡发6～8小时；干红枣，水泡4小时，洗净，去核。

·将五味子去杂质，洗净；兔肉清洗，切4厘米见方的块；荸荠洗净，去皮，一切两半；姜切片，葱切段。

·把兔肉、红枣、黑豆、五味子、荸荠、姜、葱、蒜同放炖锅内，注入上汤500毫升。

·把炖锅放置大火上烧沸，打去浮沫，再用文火煲50分钟，加盐调味，再煮3～5分钟即成。

功效解析

该菜品有补血益气、护肝养肾、健脾开胃、利水消肿的功效，适用于孕期失眠、心悸、体虚无力。

砂仁粥

原料

大米100克，砂仁末5克，白糖适量。

做法

·将大米淘洗干净，放入砂锅内，加入适量清水，置火上烧开，转用文火煮至黏稠，调入砂仁末，用文火煮开。

·食用时，加入白糖调匀，盛入碗内即成。

功效解析

本菜具有暖脾胃、助消化、补中气的功效。

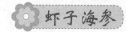 **虾子海参**

原料

干海参150克，海米15克，肉汤500毫升，植物油、料酒各30毫升，葱、姜、酱油、水淀粉各适量，盐、鸡精各少许。

做法

·将干海参放入锅内，加入清水，加盖用小火烧开后，将锅端离火，待其涨发至软时捞出，剖肚挖去肠，刮净肚内和表面杂质，洗净。然后将发透的海参肚内划十字花刀，入开水锅焯一下，捞出，沥干水分备用。

·将海米洗净盛入碗内，加入适量的水和料酒，上笼蒸约10分钟取出。

·锅中倒油烧热，投入姜、葱，煸炒后捞出，烹入料酒，加入肉汤、盐、酱油、海参、海米，煨透成浓汤汁，用水淀粉勾芡，加鸡精起锅，整齐地装入盆内即可。

功效解析

海参含有优质蛋白质和DHA，能满足胎宝宝大脑发育的营养需求。

香蕉土豆泥

原料

香蕉1根，土豆1个，草莓3～5颗、蜂蜜适量。

做法

·将香蕉去皮，用汤匙捣碎。

·土豆洗净，去皮，移入电饭锅中蒸至熟软，取出压成泥状，放凉备用。

·将香蕉泥与土豆泥混合，摆上草莓，淋上蜂蜜即可。

功效解析

香蕉及土豆富含叶酸，有帮助于胎宝宝血管神经的发育。

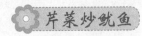

芹菜炒鱿鱼

原料

鱿鱼1只,芹菜200克,酱油1小匙,植物油、香油、盐各少许。

做法

·将鱿鱼剖开,切成粗条,投入沸水锅中烫一下,捞出沥干水分待用;芹菜洗净,切成段。

·锅内放植物油烧热,倒入芹菜段,加盐,快速翻炒至香味散出。

·倒入鱿鱼条,烹入酱油,翻炒均匀,淋入香油即可。

功效解析

芹菜可促进食欲和预防便秘;鱿鱼中富含的钙、磷、铁等矿物质元素,有助于骨骼的发育和造血,可帮助准妈妈预防贫血。

白菜烧海参

原料

水发海参300克,猪瘦肉100克,白菜200克,姜片、葱段各5克,酱油、料酒、水淀粉、香油、胡椒粉、植物油各适量,盐、白糖各少许。

做法

·将水发海参洗净,放入姜片、葱段,在开水中煮5分钟,捞出洗净,控干水分。

·猪瘦肉切丝,用酱油和水淀粉码味;白菜洗净撕成条状,用油、盐炒熟后围于盘边。

·锅内放油烧热,爆香姜片、葱段,加盐、白糖、酱油、料酒及海参,烧10分钟,放入瘦肉,再烧至熟,用水淀粉、香油、胡椒粉调芡汁即可。

功效解析

本菜具有补肾益精、养血润澡的功效。

墨鱼炖排骨

原料

墨鱼1只，猪排250克，花生、红枣各50克，盐、鸡精各少许。

做法

·将墨鱼洗净，去杂，放沸水里煮5分钟，取出洗净；将猪排洗净，入水中煮沸，去除浮沫，捞出。

·把墨鱼、花生、红枣、猪排放入汤锅内，加清水适量，烧开后改用小火炖2小时，加盐、鸡精即成。

功效解析

本品具有养血补虚、健脾利水之功效。红枣可补中益气、养胃健脾、养血补脾。花生是健脑食品，有利于胎宝宝脑细胞分化及骨骼发育。

瓜丁肉丝

原料

猪瘦肉100克，西瓜皮300克，红辣椒1个，花生油25毫升，葱、姜、料酒、水淀粉各适量，盐、白糖、鸡精各少许。

做法

·将猪瘦肉洗净，切成细丝，然后用水淀粉拌匀；辣椒、葱、姜洗净，切成细丝。

·西瓜皮削去绿色外皮，清洗干净后，切成2厘米的方丁，放入小盆内，撒上少许盐腌10分钟后，将瓜丁挤去水分。

·锅烧热后放入花生油，油烧至七成热时放入肉丝，迅速滑散，待肉丝变色后，放入料酒、姜丝、葱丝，炒匀后盛入碗中。

·锅留底油烧热，放辣椒丝煸炒出辣味，再放入瓜丁、白糖、盐煸炒，加入肉丝，撒鸡精，盛入盘中即可。

功效解析

这是一道既消暑又开胃的营养菜，很适合准妈妈在夏季食用。

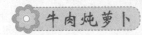 **牛肉炖萝卜**

原料

牛肉500克，白萝卜250克，桂皮、大料、葱、姜、料酒、酱油、植物油各适量，盐、鸡精各少许。

做法

·将牛肉、白萝卜均洗净切块；葱、姜切片备用。

·锅内倒油烧热，爆香葱、姜，放入桂皮、大料、牛肉煸炒，淋入料酒、酱油炒至牛肉上色，下盐调味，加适量水烧开，改小火将肉炖烂，再放入萝卜、鸡精，炖烂即可。

功效解析

准妈妈常吃可补血益气，增强体力。

红烧兔肉

原料

兔肉（带骨）1000克，料酒10毫升，酱油、盐、青蒜、葱、姜、桂皮、胡椒粉、大料各适量，鸡精、白糖各少许，花生油25毫升。

做法

·将兔肉洗净泡去血水，剁成3厘米见方的块，放入清水锅中煮开后捞起，再冲洗一次；葱切块，姜拍松，青蒜切成末。

·中火烧锅，放油烧热，下兔肉块炒干水分，放入料酒、酱油、盐、葱、姜、白糖、桂皮、大料和开水一起烧开，撇去浮沫，盖上锅盖，改用小火烧至兔肉熟烂时，再用旺火烧浓汤汁，拣去葱、姜、大料、桂皮等，放入鸡精、青蒜末，撒上少许胡椒粉起锅即可。

功效解析

此菜品富含大脑和其他器官发育不可缺少的卵磷脂，有健脑益智的功效。

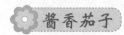 **酱香茄子**

原料

嫩茄子750克，猪瘦肉100克，豆瓣酱50克，水淀粉、花生油、料酒、高汤各适量，鸡精、白糖各少许。

做法

·将茄子去蒂，削去皮，切成条；猪瘦肉洗净切丝。

·锅置火上，放入花生油，烧至六成热时，将茄子条倒入油锅中，炸干水分，倒入漏勺沥去油。

·锅内留底油，烧热后将肉丝下锅炒散，放入豆瓣酱，炒至肉呈红色时，加入茄子条，烹入料酒，加入高汤、白糖、鸡精炒匀，用水淀粉勾芡，起锅装盘即可。

功效解析

茄子有清热解毒、利尿消肿、降低血压的作用。

熘木樨

原料

鲜鸡蛋4个，苹果、梨各25克，香油20毫升，水淀粉、葱、姜各适量，盐、鸡精各少许。

做法

·将葱、姜洗净，切成碎末；苹果、梨去蒂去核，切成片；鸡蛋磕入碗内，用筷子打散搅匀。

·炒锅置火上，放入香油烧热，加入鸡蛋液不停地搅动，待鸡蛋炒熟后，加入水，放入盐、鸡精，用水淀粉收汁，再将葱末、姜末及苹果片、梨片倒入锅内，翻炒数次，即可出锅装盘食用。

功效解析

本品有滋阴润燥、养血安胎的作用，很适合准妈妈食用。

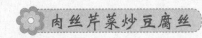

肉丝芹菜炒豆腐丝

原料

豆腐丝、芹菜各100克，猪瘦肉50克，植物油、葱、姜各适量，淀粉、料酒、酱油各1小匙，盐、鸡精各少许。

做法

·将猪肉洗净切成丝，加入淀粉、酱油、料酒拌匀；芹菜去叶洗净，切成细丝，投入沸水中烫一下；葱切段，姜切片待用。

·锅内放植物油烧热，放入肉丝，大火炒熟后盛出备用。

·另起锅放油烧热，加入芹菜丝、豆腐丝，加适量盐炒匀，再加入已炒好的肉丝，放酱油、料酒，大火快炒几下，最后加鸡精翻炒均匀即可。

功效解析

本品清淡甘平，醒脾开胃，可帮助孕吐严重的准妈妈增进食欲，并可以补充钙质，促进胎宝宝生长发育。

猪肉粉条汤

原料

猪肉、粉条各100克，油豆腐150克，杏仁、葱花、香油各适量，盐少许。

做法

·将粉条用温水泡发后捞出，沥干水分；杏仁洗净后用水浸泡。

·油豆腐洗净后，对半切开；猪肉洗净切丝，放入沸水中焯烫后捞出。

·锅中加500毫升清水烧开，将杏仁、猪肉丝、油豆腐加入煮滚，加入粉条煮约5分钟，撒上葱花，然后加盐调味，淋上香油即可。

功效解析

此汤可补肾养血、滋阴润燥。

糖酥鲫鱼

原料

鲜鲫鱼500克，葱白400克，冰糖30克，酱油、米酒各50毫升，花生油500毫升（约耗50毫升），肉汤1000毫升，鸡精、香油各适量。

做法

·将鲫鱼去鳞，剖腹去内脏，洗净，控干，放入八成热的油锅中炸至黄色时捞出，控油；把葱白切成6厘米长的段；冰糖放入锅内，加少量水，制成糖汁。

·锅置旺火上，下入花生油烧至五成热，下入葱白翻炒，然后放入酱油、糖汁和肉汤，烧沸后盛出，即成作料汤。

·在原炒锅内垫上一半葱白，葱白上放鱼，鱼上边再放上葱白，随即将作料汤倒入，用小火慢烧，待汤汁减半时，将鱼翻过再烧，放入米酒，直到汤干鱼酥时，加入鸡精，盛入盘中，淋上香油即成。

功效解析

本品具有健脾利湿、和中开胃、活血通络的作用，有利防治水肿。

莴笋拌蜇皮

原料

莴笋200克，海蜇皮100克，葱花、香油各适量，盐、鸡精各少许。

做法

·将莴笋去叶去皮，洗净，切成细丝，放入碗内，加入盐腌渍一会儿，挤去水分；将海蜇皮用清水泡发，多次清洗，捞出切成细丝。

·将海蜇丝、莴笋丝拌和在一起，加入盐、鸡精、葱花调拌均匀，淋上香油拌匀即可食用。

功效解析

此菜有清热解毒、降压祛风、除湿消积的作用。

❀ 阿胶牛肉汤

原料

牛肉100克，阿胶（泡软）15克，米酒20毫升，姜适量，盐、鸡精各少许。

做法

·将牛肉去筋，切片；姜切片。

·牛肉与姜、米酒一起放入砂锅内，加水适量，用文火煮30分钟。

·加入阿胶及盐、鸡精，煮化即可。

功效解析

本品滋阴养血，温中健脾，适用于孕期头昏眼花、心悸少寐或胎动不安的准妈妈。

❀ 橙汁猕猴桃洋葱汤

原料

橙子、猕猴桃各1个，菠萝150克，洋葱1/2个，植物油适量，白糖、淀粉各1小匙，牛奶2小匙，黑胡椒粉1/4小匙。

做法

·将猕猴桃、菠萝去皮，切1厘米见方的小块；洋葱去皮，切碎；橙子对半切开，用榨汁机榨汁。

·锅中倒入油烧热，放入洋葱爆香，转中火炒至微软，加入菠萝丁快炒，再加入2～3杯水，并以中火煮5～10分钟，最后加入橙汁、猕猴桃丁、牛奶及淀粉勾芡，食用时撒上黑胡椒粉即可。

功效解析

本品可促进食欲、帮助消化，同时可降低胆固醇、预防高血压，是孕晚期准妈妈的饮食佳品。